Ali Raja
Lawrence Okoror

Conhecimentos, atitudes e práticas (CAP): Problemas da vacinação contra o sarampo

Ali Raja
Lawrence Okoror

Conhecimentos, atitudes e práticas (CAP): Problemas da vacinação contra o sarampo

ScienciaScripts

Imprint
Any brand names and product names mentioned in this book are subject to trademark, brand or patent protection and are trademarks or registered trademarks of their respective holders. The use of brand names, product names, common names, trade names, product descriptions etc. even without a particular marking in this work is in no way to be construed to mean that such names may be regarded as unrestricted in respect of trademark and brand protection legislation and could thus be used by anyone.

Cover image: www.ingimage.com

This book is a translation from the original published under ISBN 978-3-659-88808-3.

Publisher:
Sciencia Scripts
is a trademark of
Dodo Books Indian Ocean Ltd. and OmniScriptum S.R.L publishing group

120 High Road, East Finchley, London, N2 9ED, United Kingdom
Str. Armeneasca 28/1, office 1, Chisinau MD-2012, Republic of Moldova, Europe
Managing Directors: Ieva Konstantinova, Victoria Ursu
info@omniscriptum.com

Printed at: see last page
ISBN: 978-620-8-56097-3

ACADEMIA DE SERVIÇOS DE SAÚDE

Ministério da Saúde

Governo do Paquistão

Conhecimentos, atitudes, práticas (CAP) e problemas enfrentados pelos profissionais de saúde relativamente ao reagendamento da vacinação contra o sarampo em Tehsil Gujar Khan

Dr. Muhammad Ali Raja e Prof. Lawrence Okoror

Tabela de conteúdo

DEDICAÇÃO

Esta obra é dedicada

Para

DR. CHAUDHRY MUHAMMAD AMJAD

AGRADECIMENTOS

Foi um grande privilégio e uma experiência inesquecível ter participado no Programa MSPH na Academia de Serviços de Saúde, Islamabad. A atmosfera amigável da academia, combinada com o aconselhamento sábio e encorajador dos membros eruditos do corpo docente da HSA, tornou possível a conclusão do trabalho, apesar das dificuldades. A minha profunda gratidão a todos os membros do corpo docente da Health Services Academy, em especial ao Dr. Ejaz Ahmed Khan.

ACRÓNIMOS

EPI	Expanded Programme on Immunization
MCV1	Measles Containing Vaccine 1
MCV2	Measles Containing Vaccine 2
WHO	World Health Organization
EMRO	Eastern Mediterranean Regional Office
MOH	Ministry Of Health
FLCF	First Level Care facilities
BHU	Basic Health Unit
RHC	Rural Health Centre
LHW	Lady Health Worker
LHS	Lady Health Supervisor
EDO(H)	Executive District Officer Health
VPD	Vaccine Preventable Diseases
SIAs	Supplemental Immunization Activities
UNICEF	United Nations Children Fund
IPC	Inter personal Communication
Hib	Haemophilus Influanzae type B

RESUMO EXECUTIVO

A nível mundial, o sarampo é uma das principais causas de morte entre as crianças de tenra idade, apesar de existir uma vacina segura e eficaz em termos de custos para proteção desde 1963. Em 2008, registaram-se 164 000 mortes por sarampo a nível mundial, na sua maioria de crianças com menos de cinco anos de idade. Mais de 95 por cento das mortes por sarampo ocorrem em países de baixo rendimento com infra-estruturas de saúde deficientes. No Paquistão, o sarampo é uma das doenças mais comuns que afectam os bebés e as crianças com menos de cinco anos. Estima-se que ocorram 2,1 milhões de casos de sarampo todos os anos no Paquistão, com mais de 21 000 crianças a morrerem anualmente da doença e das suas complicações. Um dos marcos mais importantes desenvolvidos em resposta à elevada mortalidade causada pelo sarampo a nível mundial foi a iniciativa contra o sarampo lançada pela OMS, UNICEF, CDC, Fundação das Nações Unidas e Cruz Vermelha Americana em 2001 em África e que alargou o seu mandato à Ásia em 2004, onde o sarampo constituía um fardo significativo e onde o Paquistão é um dos 47 países com elevados encargos identificados pela OMS e pela UNICEF para ação prioritária.

Em 2008, cerca de 83% das crianças do mundo receberam uma dose da vacina contra o sarampo até ao seu primeiro aniversário através dos serviços de saúde de rotina, em comparação com 72% em 2000. A OMS recomenda a administração de duas doses da vacina contra o sarampo e sugere que estas sejam a norma para todos os programas nacionais de imunização. No Paquistão, um terço das crianças ainda não é vacinado contra o sarampo. Em 2008, uma campanha nacional contra o sarampo imunizou mais de 63 milhões de crianças em todo o Paquistão. Em 2009 e 2010, a maioria dos casos de sarampo foi registada em Karachi, onde ocorreu um surto de sarampo em 2009.

O Paquistão introduziu o MCV2 no calendário do PEI em janeiro de 2009. Após a sua introdução, registaram-se alterações frequentes no calendário do MCV1 e do MCV2. Para analisar o efeito destas alterações frequentes e os problemas enfrentados pelas trabalhadoras do sector da saúde, foi concebido um estudo descritivo transversal, realizado no Tehsil Gujar Khan do distrito de Rawalpindi. Foi aplicado um questionário estruturado a um total de 113 inquiridos.

Os conhecimentos dos profissionais de saúde sobre as doenças evitáveis por vacinação eram superiores a 80%, exceto no que se refere à hepatite B e ao Hib. A principal razão para os pais vacinarem os seus filhos foi a prevenção de doenças (97,3%). Os locais mais preferidos para a vacinação foram as casas de saúde (76,1%). A participação da comunidade nas actividades de vacinação foi reconhecida pela maioria (98,2%) dos inquiridos e o papel importante da comunidade nas actividades de vacinação foi o de trazer os seus filhos aos centros de saúde (84,1%). Convencer os pais que recusam a vacinação dos seus filhos foi considerado o papel mais importante desempenhado pelos comités de saúde (84,5%) e pelos grupos de apoio (84,9%). Os conhecimentos sobre as complicações do sarampo eram escassos e a morte foi considerada a principal complicação do sarampo (42,4%). O local mais visitado pelos pais em caso de complicações foi a THQ (54%).

A fonte mais importante de conhecimentos da comunidade sobre o sarampo foi o LHW (92%). O conhecimento sobre o grupo etário correto incluído nas ASVs, ou seja, dos 9 meses aos 13 anos, era baixo (28,3%) e as várias formas de informar a comunidade sobre as ASVs eram faixas (79,6%) e panfletos (77,8%).

A formação foi recebida por (64,6%) dos inquiridos sobre a introdução da dose de reforço, mas ainda havia muita confusão entre os inquiridos relativamente ao calendário de vacinação contra o sarampo, uma vez que deram respostas diferentes sobre a idade para a MCV 1 e MCV 2, especialmente depois de a dose de reforço ter sido introduzida recentemente. Várias acções tomadas após a introdução da dose de reforço foram a informação da comunidade sobre a introdução da dose de reforço, a alteração dos objectivos da vacinação contra o sarampo, reuniões com comissões de saúde e grupos de apoio.

Mais de metade dos inquiridos (52,2%) deparou-se com a recorrência do sarampo após a vacinação. A maioria dos inquiridos (88,3%) recebeu queixas "Porque é que o sarampo ocorre apesar da vacinação" e para alguns (47,8%) "A vacinação não é útil". Mais de 80% das inquiridas perguntaram, após a introdução da dose de reforço: "Por que razão a injeção contra o sarampo II foi acrescentada ao calendário? As restantes perguntas foram: "Vantagens do sarampo II" (62,8%), "Porque é que o calendário está a mudar" (59,2%). Mais de metade (58,4%) dos inquiridos considerou necessária a reprogramação da vacinação contra o sarampo.

Os problemas enfrentados pelos profissionais de saúde e também pela comunidade foram numerosos: confusão da comunidade (69,9%), dificuldade em convencer as pessoas repetidamente (69%), aumento do número de visitas das mães (65,4%), irritação das mães devido ao reagendamento (55,7%), aumento da carga de trabalho (38%) e problemas com os cartões de vacinação antigos (24,7%). O maior obstáculo enfrentado contra a vacinação contra o sarampo II foi o reagendamento frequente (74,3%), seguido das reservas dos idosos (14,1) e dos moulvis (13,2%). As sugestões dos inquiridos para a promoção da vacinação contra o sarampo I foram a educação das mães (52,2%), o aumento das visitas dos trabalhadores de saúde (48,7%) e a sensibilização através da utilização adequada de pequenos meios de comunicação social. À luz deste estudo, recomenda-se a realização de uma formação de atualização sobre a dose de reforço, a concessão de mais incentivos aos profissionais de saúde, a realização de sessões de educação para a saúde e de promoção da saúde e a redução dos obstáculos identificados através de uma melhor proteção da saúde e de um maior envolvimento dos líderes locais. Deve ser efectuada mais investigação para conhecer também as perspectivas da comunidade.

CAPÍTULO 1

1.1 INTRODUÇÃO

As vacinas são uma das intervenções de saúde pública que tiveram maior impacto na saúde mundial. Desde a introdução das vacinas, foram salvas milhões de vidas. No entanto, a imunização continua a ser subutilizada e há ainda um longo caminho a percorrer. Milhões de crianças morrem todos os anos de doenças que podem ser prevenidas por vacinas. Remontando a Edward Jenner (1749-1823) e Louis Pasteur (1822-1895) a indução de uma resposta imunitária a doenças infecciosas através da vacinação, continua a ser uma intervenção amplamente aplicada para manter as pessoas a salvo de doenças evitáveis por vacinação[1]. As primeiras gerações de vacinas desenvolvidas foram contra a varíola, a raiva, a peste, a difteria, a Pertusis, a tuberculose, o tétano e a febre amarela[2]. Após a década de 1950, foram introduzidas vacinas contra a poliomielite, o sarampo, a papeira, a rubéola e a hepatite no âmbito dos programas globais alargados de imunização[3].

Embora as primeiras vacinas fossem rudimentares em alguns aspectos, reduziram o fardo da morte e deram integridade a todo o movimento de saúde preventiva. Até 1974, as vacinas utilizadas nos programas nacionais de imunização eram contra a varíola, a tuberculose, a difteria, a peste e o sarampo [2]. Inicialmente, os programas ofereciam imunização de rotina através dos serviços de saúde materno-infantil e centravam-se apenas na aceitação, não tendo sido envidados grandes esforços para alcançar uma cobertura total. A erradicação global da varíola e a sua certificação em dezembro de 1979 e a subsequente aprovação pela Assembleia Mundial de Saúde em 1980 foi um marco na saúde pública[3].

O Programa Alargado de Vacinação foi lançado a nível mundial em 1974. Desde o seu lançamento, foram salvas milhões de vidas de crianças. No Paquistão, o Programa Alargado de Imunização (PAI) foi lançado em 1978. Tem por objetivo proteger as crianças, imunizando-as contra a tuberculose infantil, a poliomielite, a difteria, a tosse convulsa, o sarampo e o tétano, bem como as mães contra o tétano. O programa progrediu significativamente durante este período em termos de cobertura da vacinação e de redução das doenças, tendo desenvolvido o seu próprio sistema de vigilância, um sistema de cadeia de frio, um mecanismo de supervisão no terreno, um sistema de controlo regular, uma estratégia de avaliação e uma mão de obra suficientemente formada a todos os níveis em todo o país.

A percentagem de cobertura da vacina MCV I no Paquistão foi de 86% e da MCV II foi de 30% em 2009 [4]. No Paquistão, a segunda dose da vacina contra o sarampo foi acrescentada ao calendário do PEI em 2009. Desde a sua introdução, registaram-se alterações frequentes no calendário. Inicialmente, a MCV1 era administrada aos 12 meses de idade e a MCV2 aos 18 meses, mas o calendário foi revisto e, atualmente, a MCV1 é administrada aos 9 meses de idade e a MCV2 aos 10 meses. Esta alteração do calendário de imunização afecta o sistema de saúde, incluindo o sistema de prestação de cuidados de saúde. É necessário avaliar o efeito da alteração do calendário de imunização na cobertura da vacinação contra o sarampo e nas trabalhadoras de saúde da comunidade. Este estudo analisou os conhecimentos, as atitudes e as práticas das trabalhadoras do sector da saúde relativamente à vacinação contra o sarampo, à luz da introdução da dose de reforço contra o sarampo. Este estudo fornece provas relativamente ao efeito das mudanças na política de imunização a nível distrital.

1.2 REVISÃO DA LITERATURA

O sarampo é uma das dez principais causas de mortalidade infantil[5]. É uma doença altamente transmissível e o homem é o seu único reservatório conhecido. O sarampo é uma infeção do sistema respiratório causada por um vírus, especificamente um paramixovírus do género morbilivírus. A transmissão faz-se principalmente de pessoa para pessoa através de gotículas em aerossol ou por contacto direto com secreções nasais e da garganta da pessoa infetada[6].

Antes da introdução da vacina contra o sarampo em 1963, registaram-se cerca de 7 a 8 milhões de casos de sarampo em todo o mundo[7]. Apesar da disponibilidade de uma vacina segura, eficaz e de baixo custo há quase 50 anos, o sarampo continua a ser uma das principais causas de morte entre as crianças pequenas. O Objetivo de Desenvolvimento do Milénio (ODM-4) visa reduzir a mortalidade infantil global em dois terços até 2015, em comparação com o nível de 1990. Reconhecendo a importante contribuição do sarampo para a mortalidade infantil, a cobertura da vacinação de rotina contra o sarampo é utilizada como um indicador dos progressos realizados na consecução do ODM-4 e a redução da mortalidade por sarampo dará um importante contributo para a realização deste objetivo. Apesar do lançamento do Programa Global de Vacinação em 1974, mais de 27 milhões de crianças com menos de um ano de idade e 40 milhões de mulheres grávidas em todo o mundo não são abrangidas pelos serviços de vacinação de rotina. Isto inclui 29,1 milhões de crianças em todo o mundo que não estão vacinadas contra o sarampo[8]. Consequentemente, estima-se que as doenças evitáveis por vacinação causem mais de 2 milhões de mortes todos os anos. Estas incluem 1,4 milhões de mortes de crianças com menos de cinco anos, e destas, as 395.000 que atualmente morrem de sarampo[9]

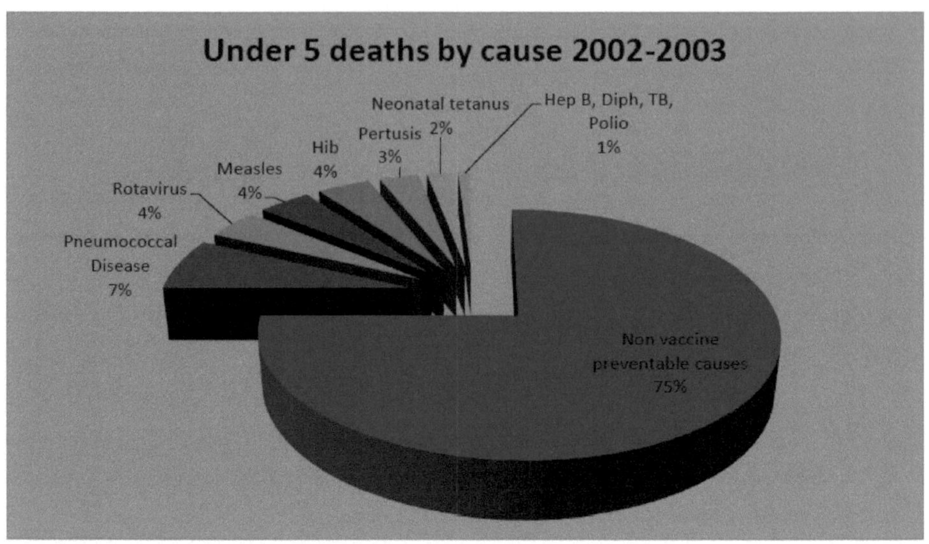

Figure 1: Causes of under 5 mortality 2002-2003

Source: World Health Report 2006

Nos Estados Unidos, onde existe um registo exato da imunização e da notificação de doenças, a maioria das doenças evitáveis por vacinação atingiu ou aproximou-se de níveis mínimos históricos[10]. Na região da OPAS, o sarampo foi eliminado desde 200211. Apesar dos êxitos no controlo das doenças evitáveis por vacinação no mundo desenvolvido, doenças como o sarampo ainda requerem um melhor controlo, particularmente nos países em desenvolvimento com recursos limitados[12]. Apesar desses resultados, em 2000, o sarampo ainda era a principal causa de mortes evitáveis por vacinação em crianças e a quinta principal causa de morte por qualquer causa em crianças com menos de cinco anos de idade[13].

Em resposta a esta situação, em 2001, a Cruz Vermelha Americana, a UNICEF, a Fundação das Nações Unidas, o CDC e a OMS lançaram a Iniciativa contra o Sarampo, com o objetivo de reduzir a taxa de mortalidade por sarampo em África, onde ocorriam quase 60% das mortes por sarampo[14]. Em 2004, a Iniciativa alargou o seu mandato a outras regiões (nomeadamente, a Ásia) onde o sarampo constituía um fardo significativo. A OMS e a UNICEF identificaram 47 países com elevada incidência do vírus para acções prioritárias. Todos estes países tinham uma baixa cobertura da primeira dose de rotina contra o sarampo (com uma cobertura média de 58%) e ofereceram apenas uma dose de vacina contra o sarampo às suas crianças em 2000. A iniciativa adoptou a estratégia da OMS-UNICEF para reduzir a mortalidade por sarampo, que se baseia na experiência dos americanos[15,16]. A iniciativa tem os seguintes objectivos

1. Fornecer a cada criança uma dose de vacina contra o sarampo aos nove meses de idade ou pouco depois, através dos serviços de saúde de rotina.

2. Dar a todas as crianças uma segunda oportunidade de serem vacinadas contra o sarampo, geralmente através de campanhas de vacinação em massa.

3. Estabelecer uma vigilância eficaz do sarampo.

4. Melhorar os cuidados prestados às pessoas com sarampo, incluindo a administração de suplementos de vitamina A.

1.2.1 TIPOS DE CAMPANHAS DE IMUNIZAÇÃO CONTRA O SARAMPO

As actividades de imunização suplementares podem ser classificadas como "de recuperação" ou "de acompanhamento". Nas campanhas de recuperação, um esforço único para vacinar todas as crianças com idades compreendidas entre os 9 meses e os menos de 15 anos. O objetivo é reduzir o número de indivíduos susceptíveis numa população que nunca foi vacinada e quaisquer falhas na vacinação primária. As campanhas de acompanhamento são campanhas periódicas de imunização em massa realizadas a cada 3-4 anos após as campanhas de "recuperação". O objetivo é reduzir qualquer acumulação de indivíduos susceptíveis nascidos após as campanhas anteriores de imunização contra o sarampo em menores de 15 anos. As intervenções de acompanhamento têm por objetivo manter uma boa cobertura de rotina durante o período entre campanhas[17].

1.2.2 SUCESSO DOS ESFORÇOS DE REDUÇÃO DA MORTALIDADE POR SARAMPO

As mortes por sarampo diminuíram 78% a nível mundial, de um número estimado de 733 000 em 2000 para 164 000 em 2008. A maior redução percentual regional ocorreu nas regiões do Mediterrâneo Oriental (90%) e de África (89%), representando 16% e 63% da redução global da mortalidade por sarampo, respetivamente. A cobertura global de rotina com a primeira dose da vacina contendo sarampo (MCV 1) atingiu 82% em 2007, aumentando de 72% em 2000. Em 47 países prioritários para o sarampo, que representaram um total de 98% das mortes globais por sarampo, a cobertura de rotina com a MCV1 aumentou de 58% em 2000 para 72% em 2007. O declínio acentuado das mortes por sarampo é o resultado do compromisso dos Estados-Membros gravemente afectados pelo sarampo em proporcionar um melhor acesso à imunização infantil de rotina e também como resultado dos Estados-Membros que realizam actividades de imunização suplementar contra o sarampo. Nestas actividades, 576 milhões de crianças com idades compreendidas entre os 9 meses e os 14 anos foram vacinadas contra o sarampo entre 2000 e 2007 em 47 países prioritários[18].

Em 2007, 23 milhões de bebés ainda não receberam a primeira dose da vacina contra o sarampo. Dois terços destas crianças vivem em oito países: Índia (8,5 milhões), Nigéria (2,0 milhões), China (1,0 milhão), Etiópia (1,0 milhão), Indonésia (0,9 milhão), Paquistão (0,8 milhão), RDC (0,6 milhão) e Bangladesh (0,5 milhão)[19]. As campanhas de vacinação direcionadas tiveram um grande impacto na redução das mortes por sarampo. Entre 2000 e 2008, cerca de 700 milhões de crianças com idades compreendidas entre os 9 meses e os 14 anos, que vivem em países de alto risco, foram vacinadas contra a doença e a mortalidade global por sarampo diminuiu 78% durante este período[18].

1.2.3 ESTRATÉGIA DA OMS PARA A ELIMINAÇÃO DO SARAMPO NA REGIÃO EMRO

Durante a Quadragésima Primeira Sessão do Comité Regional para o Mediterrâneo Oriental (1997), o Comité Regional aprovou uma resolução para eliminar o sarampo até ao ano 2010. Em 1999, o EMRO desenvolveu um plano quinquenal para a eliminação do sarampo com base na estratégia conjunta da OMS e da UNICEF para a redução da mortalidade por sarampo. Este plano evoluiu ao longo do tempo e inclui os seguintes elementos-chave[20]

> Reforçar a imunização infantil de rotina e alcançar

> >90% de cobertura do MCV1 em todos os distritos

> Realização de actividades de vacinação suplementar de recuperação para todos os grupos etários susceptíveis

> Atingir uma cobertura elevada (>90%) com uma segunda dose da vacina contra o sarampo através de:

- actividades suplementares de imunização ou
- inclusão de uma segunda dose de sarampo no calendário do PEI

> Reforço da vigilância do sarampo

> Gestão optimizada dos casos de crianças com sarampo

1.2.4 OBJECTIVOS E PROGRESSOS REGIONAIS EM MATÉRIA DE ELIMINAÇÃO DO SARAMPO

A Região Americana da OMS interrompeu a transmissão do vírus autóctone do sarampo em 2002, conseguindo assim a eliminação do sarampo na região. Este grande feito foi possível graças à implementação bem sucedida da estratégia de vacinação contra o sarampo e a rubéola (MR), que incluiu a melhoria dos serviços de imunização de rotina e a realização de ASV, pelo que todos os países da região forneceram pelo menos duas doses de vacina contendo MR às suas populações. A elevada cobertura vacinal alcançada através da imunização de rotina e das ASV reforçou a eliminação do sarampo e aproximou a região da consecução do objetivo regional de eliminação da rubéola até 2010[11].

A Região do Mediterrâneo Oriental da OMS atingiu o objetivo global de uma redução de 90% da mortalidade por sarampo em 2007 e fez bons progressos no sentido do objetivo regional de eliminação do sarampo em 2010. A cobertura vacinal da região com a vacina MCV 1 aumentou de 70% em 1997 para 84% em 2007 e a incidência do sarampo diminuiu 83%, passando de 146 casos/1000000 habitantes em 1998 para 25 casos/1000000 habitantes em 2007. No entanto, a região ainda não conseguiu atingir o objetivo de eliminar o sarampo porque continuaram a ocorrer surtos em muitos países, incluindo o Paquistão, acompanhados de agitação civil, catástrofes naturais e prioridades de saúde pública concorrentes[21].

A região europeia da OMS fez progressos consideráveis no sentido do objetivo regional de eliminação do sarampo em 2010. A incidência do sarampo desceu para <10 casos/1000000 habitantes em 2007 e 2008. Além disso, a cobertura da vacinação de rotina em crianças com idades compreendidas entre os 12 e os 23 meses com o MCV1 atingiu um máximo de 93-94% em 2007-2008, contra 90-91% no período 2000-2004. No entanto, 32% dos países da região não atingiram a meta de cobertura de MCV1 de 95% em 2007, o que levou a surtos contínuos e ao ressurgimento do sarampo autóctone em alguns países da Europa Ocidental e a retrocessos na implementação de ASV na Europa Oriental, o que constitui um desafio para a consecução do objetivo de eliminação[22].

A Região do Pacífico Ocidental da OMS fez progressos significativos para atingir o objetivo regional de eliminação do sarampo em 2012. De 2005 a 2007, 15 dos 21 países alcançaram uma cobertura de pelo menos 90% da MCV1. O número de países que utilizam duas doses de rotina da MCV aumentou para 31, em comparação com 27 durante o mesmo período. Em 2007 e 2008, sete países prioritários efectuaram ASV. Apesar dos sucessos, continuam a existir grandes desafios na região. O maior fardo está na China e no Japão, que são responsáveis por 97% de todos os casos de sarampo na região. Ambos os países contribuem grandemente para a incidência registada na região de 81,5 casos/ 1000000 habitantes em 2008[23].

A redução da mortalidade por sarampo na região do Sudeste Asiático da OMS é de 42% e, excluindo a Índia, foi de 94% em 2007, em comparação com as estimativas de 2000. Todos os países da Região, exceto a Índia, atingiram ou ultrapassaram o objetivo de 2010 de uma redução de 90% da mortalidade por sarampo. Todos os países da Região, exceto a Índia e a Tailândia, realizaram uma campanha de recuperação do sarampo a nível nacional para administrar uma segunda dose a grupos etários susceptíveis A Índia conseguiu uma redução de 23% da mortalidade, mas é responsável por dois terços da restante mortalidade global por sarampo. A região do Sudeste Asiático não atingirá o objetivo regional de redução da mortalidade por sarampo até 2010. A concretização do objetivo global e regional de reduzir as mortes por sarampo em 90% depende da Índia, em especial da aplicação integral das estratégias recomendadas nos 10 Estados com elevada incidência e baixa cobertura[24].

Até à data, os países adoptaram uma abordagem de administração da vacina contra o sarampo de acordo com a capacidade do seu sistema de saúde para alcançar uma elevada imunidade da população. A seroconversão com a primeira dose da vacina contra o sarampo é de 85%, o que significa que 15% das crianças ficam susceptíveis à infeção pelo sarampo. Para impedir a transmissão do vírus do sarampo, é necessária uma imunidade de 93-95% da população, o que requer um esquema de duas doses. Em novembro de 2008, o Grupo Consultivo Estratégico de Peritos (SAGE) em imunização recomendou que todas as crianças recebessem duas doses de vacina contra o sarampo: a primeira dose durante o programa de vacinação de rotina e a segunda dose através dos serviços de rotina ou através de campanhas de massas (SIA), dependendo da estratégia que obtiver maior cobertura [25].

1.2.5 QUAIS SÃO AS RECOMENDAÇÕES DE IDADE PARA MCV1 E MCV2

A OMS recomenda duas doses da vacina contra o sarampo e sugere que duas doses da vacina contra o sarampo devem ser a norma para todos os programas nacionais de imunização[26]. De acordo com a OMS, a MCV2 pode ser adicionada ao calendário de imunização de rotina em países que tenham atingido uma cobertura de >80% da primeira dose da MCV1 contra o sarampo a nível nacional durante três anos consecutivos, determinada pela média mais exacta (inquérito às estimativas da OMS/UNICEF). Os países que não cumprem este critério devem concentrar-se em melhorar a cobertura da MCV1 e em efetuar ASVs de seguimento de alta qualidade, em vez de acrescentar a MCV2 ao seu calendário de rotina[26].

Em países com transmissão contínua, nos quais o risco de mortalidade por sarampo permanece elevado, a MCV1 deve ser administrada aos 9 meses de idade e a MCV2 entre os 12 e os 18 meses, uma vez que a administração da MCV2 no segundo ano de vida reduz a taxa de acumulação de crianças susceptíveis e o risco de surto. Nos países com baixas taxas de transmissão do sarampo (ou seja, os que estão quase a ser eliminados) e onde existe um baixo risco de infeção por sarampo entre os bebés, a primeira dose pode ser administrada aos 12 meses para tirar partido das taxas mais elevadas de seroconversão > 90% alcançadas nesta idade. Nestes países, a idade óptima para a segunda dose baseia-se em considerações programáticas que permitem obter a maior cobertura e, consequentemente, a maior imunidade da população. A administração da segunda dose entre os 15 e os 18 meses assegura uma proteção precoce, uma acumulação lenta de crianças susceptíveis e pode corresponder a outras imunizações de rotina, por exemplo, o reforço da DPT. Em áreas onde existe uma elevada incidência de infeção pelo VIH e também de sarampo, a MCV1 pode ser oferecida logo aos 6 meses de idade. Devem ser administradas duas doses adicionais a estas crianças, de acordo com o calendário nacional de imunização[26]

Foram realizadas campanhas de recuperação do sarampo em 46 dos 47 países prioritários que adoptaram a estratégia e vacinaram todas as crianças com idades compreendidas entre os 9 meses e os 10-14 anos, dependendo da epidemiologia do país. O impacto das campanhas foi esmagador, com uma redução de mais de 90% dos casos de sarampo, e, em toda a África, muitos hospitais encerraram as suas enfermarias de sarampo. Posteriormente, a cada 2-4 anos, foram efectuadas campanhas de acompanhamento para administrar a segunda dose contra o sarampo às crianças nascidas após a campanha anterior.

SITUAÇÃO NO PAQUISTÃO:

A vacina contra o sarampo foi introduzida no PAV em 1978. Desde a introdução da vacina contra o sarampo, a cobertura aumentou de <20% para um intervalo de 53% a 85%. A segunda dose da vacina contra o sarampo foi acrescentada ao PAV em janeiro de 2009. A cobertura da vacinação no Paquistão precisa de ser melhorada [27]. No Paquistão, as ASV foram realizadas uma vez em 2005, tendo o grupo etário visado sido o de 1 a 5 anos. Nestas ASV, 63 milhões de crianças entre os 9 meses e os 13 anos foram vacinadas contra o sarampo, apesar do seu estado de imunização anterior. No Paquistão, o sarampo continua a ser um problema, especialmente em Sindh, onde se regista o maior número de casos. Mais recentemente, realizou-se uma campanha especial de imunização contra o sarampo em Sindh e no Baluchistão, de 22 de fevereiro a 5 de março de 2010, dirigida a crianças dos 9 meses aos 13 anos[28].

O quadro seguinte mostra os casos de sarampo no Paquistão até março de 2010[29]

	2009	2010
Casos notificados de sarampo	180	700
Número de casos testados	120	698
Total de casos de sarampo	96	451
Sarampo confirmado pelo laboratório	36	449
Incidência do sarampo	.54	2.5

Quadro 1: Casos e incidência de sarampo no Paquistão em 2010

Fonte: Boletim mensal da OMS EMRO de março de 2010

As razões para a cobertura inadequada da imunização no Paquistão são várias. Já se sabe que as questões da aquisição de vacinas, do seu armazenamento, transporte e administração contribuem para a ineficácia do programa de imunização[30]. Factores como o conhecimento, a atitude e as práticas dos pais e dos doentes também são conhecidos por contribuírem para o sucesso ou fracasso do programa de imunização[31,32].

A segunda dose da vacina contra o sarampo, a papeira e a rubéola foi acrescentada ao calendário de imunização do Reino Unido em 1996[33], tornando-se assim um dos 38 países da região europeia que introduziram a segunda dose da vacina contra o sarampo[34]. Foi realizado um estudo na autoridade sanitária do Norte do País de Gales, em Inglaterra, para determinar os conhecimentos, as atitudes e as práticas dos profissionais de saúde relativamente à segunda dose da vacina contra o sarampo, a papeira e a rubéola. O estudo incluiu 148 visitantes de saúde, 239 enfermeiros e 206 médicos de clínica geral. A principal variável de resultado do estudo foi a opinião dos profissionais de saúde sobre a política da segunda dose da vacina, a sua confiança na explicação da lógica subjacente à segunda dose da vacina MMR e a associação da segunda dose a determinadas doenças. Este estudo revelou que 48% dos profissionais tinham reservas e 3% discordavam da política de administração da segunda dose. Metade dos profissionais indicou os técnicos de saúde como a melhor fonte inicial de aconselhamento sobre a segunda dose. 61% dos visitadores de saúde, em comparação com 46% dos médicos de clínica geral, sentiam-se muito confiantes para explicar a lógica da segunda dose, bem como para informar os pais; 20% recomendaram inequivocamente a segunda dose aos pais. 33% dos enfermeiros afirmaram que a segunda dose estava associada a doenças e um quinto dos profissionais afirmou não ter lido nada sobre a segunda dose e 29% disseram não ter recebido um folheto sobre a segunda dose. Este estudo revelou diferentes graus de conhecimentos e práticas entre os profissionais de saúde[35].

Um estudo realizado em Mawatch Goth, na cidade de Kemari, em Carachi, concluiu que o conhecimento das mães sobre a vacinação era inadequado, com uma forte atitude positiva e práticas limitadas[36]. Ainda outro estudo foi realizado no Centro de Prática Familiar do hospital da Universidade Aga Khan, em março de 2004, sobre o conhecimento, a atitude e as práticas relativas à imunização entre os pacientes de prática familiar, que revelou uma forte necessidade de um programa de educação para as massas sobre a imunização, uma vez que foram identificadas grandes deficiências[(37)].

Um estudo realizado em Itália entre pediatras mostrou que apenas 42,3% conheciam todas as vacinas recomendadas para os bebés, apenas 10,3% tinham uma atitude muito favorável em relação à utilidade das vacinas recomendadas para os bebés e uma grande percentagem (82,7%) de pediatras informava regularmente os pais sobre as vacinas recomendadas para os bebés[38].

CAPÍTULO 2

2.1 AIM

O objetivo do estudo é reduzir a morbilidade e a mortalidade das crianças devido ao sarampo no Paquistão.

2.2 OBJECTIVOS

1. Determinar a cobertura da vacinação contra o sarampo (sarampo 1 e sarampo 2) nas zonas rurais de Rawalpindi, distrito em 2009.

2. Descobrir os conhecimentos dos LHW relativamente à vacinação contra o sarampo no Tehsil Gujar Khan.

3. Avaliar as práticas dos assistentes sociais no que respeita à vacinação contra o sarampo em Tehsil Gujar Khan.

4. Identificar os problemas enfrentados pelos assistentes sociais devido a alterações no calendário de vacinação contra o sarampo em Tehsil Gujar Khan.

2.3 QUESTÃO DE INVESTIGAÇÃO

Como se situa a inclusão e o reagendamento do Sarampo 2 no sistema de prestação de cuidados de saúde?

2.4 JUSTIFICATIVA

O sarampo é uma doença evitável por vacinação incluída nas doenças infantis prioritárias no Paquistão. A imunização para a prevenção do sarampo faz parte do programa de rotina do PEI desde 1978. Além disso, foram levadas a cabo campanhas de eliminação como Actividades de Imunização Suplementar de março de 2007 a abril de 2008 em todo o Paquistão. A segunda dose de reforço da vacina contra o sarampo foi introduzida no PAV em janeiro de 2009. Inicialmente, a primeira dose deveria ser administrada aos 12 meses, com um reforço aos 18 meses. No entanto, o calendário foi alterado pouco depois, a partir de novembro de 2009, e a primeira dose é agora administrada aos 9 meses de idade, seguida de uma dose de reforço um mês depois, aos 10 meses de idade. Esta mudança na política nacional afecta o calendário de imunização de rotina, afectando assim os serviços de imunização e de saúde preventiva. Por conseguinte, é necessário avaliar o efeito destas alterações no calendário de imunização sobre a cobertura da vacinação contra o sarampo e, em especial, sobre as trabalhadoras de saúde da comunidade. Este estudo analisou os conhecimentos, as atitudes e as práticas das trabalhadoras do sector da saúde relativamente à vacinação contra o sarampo à luz da introdução da dose de reforço do sarampo e dos calendários de imunização.

CAPÍTULO 3

3.1 MÉTODOS E MATERIAIS

CONCEPÇÃO DO ESTUDO

Trata-se de um estudo descritivo de carácter transversal. O foco principal do estudo foi o conhecimento, as práticas e os problemas enfrentados pelas trabalhadoras do sector da saúde à luz da introdução da vacinação contra o sarampo 2 e da sua frequente reprogramação.

LOCAL DE ESTUDO

O estudo foi efectuado em Gujar Khan de Rawalpindi. A população estimada de Rawalpindi é de aproximadamente 3.039.550 habitantes (censo de 2006). A densidade populacional é de 636 pessoas por km^2. A taxa de crescimento do distrito de Rawalpindi é de 2,7%. A taxa de alfabetização é de 81% para os homens e de 59% para as mulheres. Gujar Khan é um dos oito tehsils do distrito de Rawalpindi. Situa-se a cerca de 55 quilómetros a sudeste de Islamabad, a capital do Paquistão, e a 220 km a noroeste de Lahore, a capital do Punjab. Gujar Khan é limitada a norte por Rawalpindi, Islamabad e Attock, a sul por Jhelum, Lahore e Gujrat, a leste por Azad Kashmir e Kahuta e a oeste por Chakwal e Khushab (Fig.4). Gujar Khan situa-se no coração da região cultural de Pothohar.

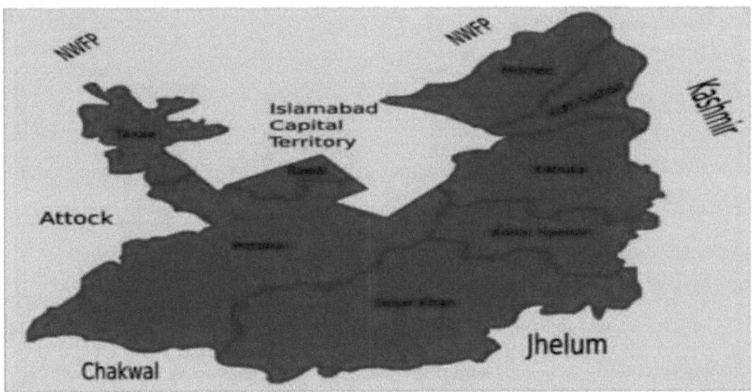

Figura 2: Mapa do Tehsil Gujar Khan

Tem uma área total de 1466 km^2 e uma densidade populacional de 49,7 km^2. A população total do Tehsil Gujar Khan é de 493 000 habitantes, de acordo com o recenseamento de 1998. A área possui recursos naturais consideráveis sob a forma de petróleo e gás natural. Gujar Khan tem um total de 33 conselhos sindicais.

O Tehsil de Gujar Khan foi descrito no Imperial Gazetteer of India, compilado durante a primeira década do século XX.

ESTIMATIVA DA DIMENSÃO DA AMOSTRA

A dimensão da amostra foi estimada através da seguinte fórmula:

$n= z^2p\ (1-p)/d^2$

Onde

z= intervalo de confiança de 95% o seu valor é 1,96

p= prevalência de conhecimentos que se presume ser de 50%

d= margem de erro que é de 10%

A partir da fórmula acima, a dimensão da amostra foi estimada do seguinte modo

Dimensão da amostra n=96

Após o ajustamento para 15% de taxa de não resposta, a dimensão final da amostra passou a ser a seguinte

Dimensão da amostra n=96+15=111

TÉCNICA DE AMOSTRAGEM

O distrito de Rawalpindi é composto por oito Tehsils. Destes oito Tehsils, um Tehsil, ou seja, Gujar Khan, foi selecionado propositadamente, uma vez que a Área de Demonstração de Campo (FDA) da HSA se situa no mesmo Tehsil. Obteve-se o quadro de amostragem de LHWs para todos os 33 Union Councils do Tehsil Gujar Khan. Em seguida, foram convenientemente selecionados 8 Union Councils, uma vez que satisfaziam os critérios de dimensão da amostra.

O quadro seguinte mostra os nomes dos conselhos sindicais selecionados, juntamente com os nomes das unidades de saúde e a sua população total.

CONSELHO DA UNIÃO	UNIDADE SANITÁRIA	POPULAÇÃO
Matwa	BHU Buchyal	17239
Kuri Dolal	BHU Kuri Dolal	21596
Kalyam Awan	BHU Sanghoori	18939
Pothi Bajnial	BHU Pothi Bajnial	18801
Mandra	RHC Mandra	18481
Saangh	BHU Saangh	25579
Mangoot	BHU Jajja	18728
Jungal	BHU jungal	14260

Quadro 2: lista dos conselhos da União e das FLCF com a população

Fonte: Gabinete EDO, Rawalpindi, 2010

Todas as FLCF dos concelhos sindicais selecionados foram incluídas no estudo. Havia 7 UBS e um RHC localizados nos conselhos sindicais selecionados e todos foram incluídos no estudo. Das FLCF selecionadas, foram incluídos no estudo todos os assistentes sociais ligados às unidades de saúde em causa. No total, foram administrados questionários a 113 trabalhadores braçais. A taxa de resposta foi de 100%.

CRITÉRIOS DE SELECÇÃO

Critérios de inclusão:

Todos os LHWs das unidades de saúde selecionadas.

Critérios de exclusão:

Foram excluídos todos os trabalhadores braçais das FLCF que não quiseram participar no estudo.

RECOLHA DE DADOS

Antes da recolha de dados, foi obtida autorização formal do Executive District Officer Health, Rawalpindi. Os dados foram recolhidos por um único investigador principal. Os assistentes sociais foram entrevistados nas casas de saúde ou nas FLCF, consoante a conveniência dos assistentes sociais. Durante o trabalho de campo, assegurou-se que todos os questionários eram preenchidos antes de deixar as unidades de saúde ou as casas de saúde. Os dados foram limpos e o instrumento de estudo foi verificado regularmente quanto ao seu preenchimento e, em caso de deficiência, o local em causa foi revisitado.

FERRAMENTA DE ESTUDO

Foi elaborado um questionário estruturado para todos os inquiridos, a fim de avaliar os seus conhecimentos, práticas e problemas enfrentados devido à reprogramação da vacinação contra o sarampo. Antes de ir para o terreno, o questionário foi pré-testado e, com base no pré-teste, foram efectuadas alterações ao questionário.

PROCESSAMENTO E ANÁLISE DE DADOS

Os dados foram limpos manualmente após a conclusão do trabalho de campo e depois introduzidos no software SPSS versão 15. Todas as respostas foram codificadas e introduzidas no software SPSS. Cerca de 10% dos formulários foram selecionados aleatoriamente e cruzados com os dados introduzidos no SPSS.

A análise foi efectuada no software SPSS e EXCEL.

CONSIDERAÇÕES ÉTICAS

Antes de efetuar o estudo, foi obtida a aprovação do Conselho de Revisão Institucional da Academia de Serviços de Saúde. Foi obtida uma autorização formal do Diretor Executivo Distrital de Saúde de Rawalpindi. Foi obtido o consentimento informado de todos os inquiridos, com indicação do objetivo e da natureza do estudo. Foi assegurada a confidencialidade de todos os inquiridos incluídos no estudo. Foi obtido o consentimento verbal de todos os inquiridos antes do início da entrevista. As informações que poderiam levar à identificação dos inquiridos foram mantidas altamente confidenciais. Os resultados do estudo serão transmitidos ao Executive District Officer Health, Rawalpindi e ao National Institute of Health, EPI cell Islamabad através da Health Services Academy.

CAPÍTULO 4

4.1 RESULTADOS DESCRITIVOS

PERCENTAGEM DE COBERTURA DA VACINAÇÃO EM 2009

A percentagem máxima de cobertura do MCV 1 foi de 99% na BHU Junjal e a cobertura mínima do MCV 1 foi de 68% no RHC Mandra. A percentagem máxima de cobertura do MCV 2 foi de (78%) no RHC Mandra e a cobertura mínima do MCV 2 (40%) na BHU Saangh.

Nº Sr.	Nome do estabelecimento de saúde	Objetivo<1 ano	BCG Vacinados %	Vacinados contra a poliomielite %	Penta Vacinados %	Sarampo-I Vacinados %	Sarampo-II Vacinados %
1	Mandra	**661**	74%	75%	76%	**68%**	**78%**
2	Saangh	**903**	66%	65%	66%	**70%**	**40%**
3	Pothi Bajnial	**664**	77%	82%	83%	**73%**	**41%**
4	Jungal	**503**	89%	97%	97%	**99%**	**72%**
5	Jajja	**661**	87%	92%	92%	**84%**	**46%**
6	Kuri Dolal	**762**	69%	71%	71%	**80%**	**51%**
7	Sanghoori	**669**	95%	91%	91%	**95%**	**47%**
8	Buchyal	**609**	85%	85%	85%	**82%**	**43%**
9	Média %		80%	82%	83%	**81%**	**52%**

Quadro 3: Percentagem de cobertura da vacinação nas unidades de saúde em 2009

Fonte: Gabinete do DDHO Gujar Khan

PERFIL DEMOGRÁFICO

O estudo foi efectuado em oito FLCF do Tehsil Gujar Khan. No total, foram administrados questionários a 113 trabalhadores manuais ligados às respectivas FLCF. A distribuição dos inquiridos, bem como a sua idade e experiência, é apresentada a seguir.

	No	Age	Experience
LHW's	113	37.01±7.696	9.158±4.853

Quadro 4: Idade e experiência dos trabalhadores manuais

O nível de escolaridade dos trabalhadores manuais é apresentado na figura seguinte. 20% dos trabalhadores manuais tinham um nível de escolaridade médio, 70% tinham concluído o ensino secundário, 6% tinham um nível intermédio e 3% eram licenciados.

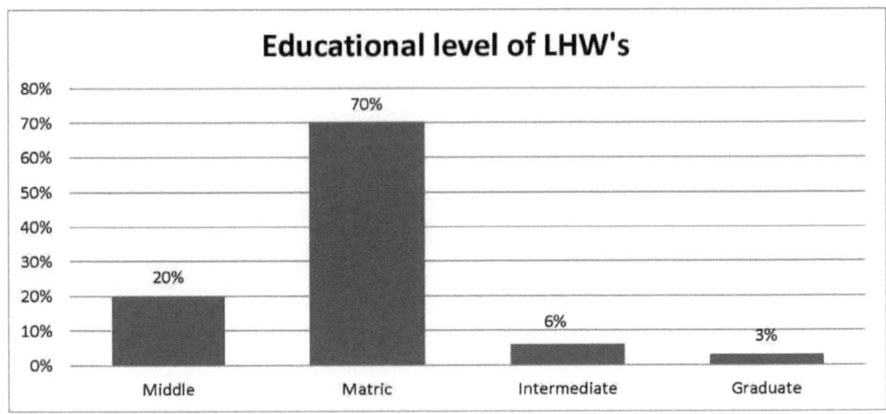

Figura 3: Nível de instrução dos assistentes sociais

O estado civil dos trabalhadores por conta de outrem é apresentado na figura seguinte:

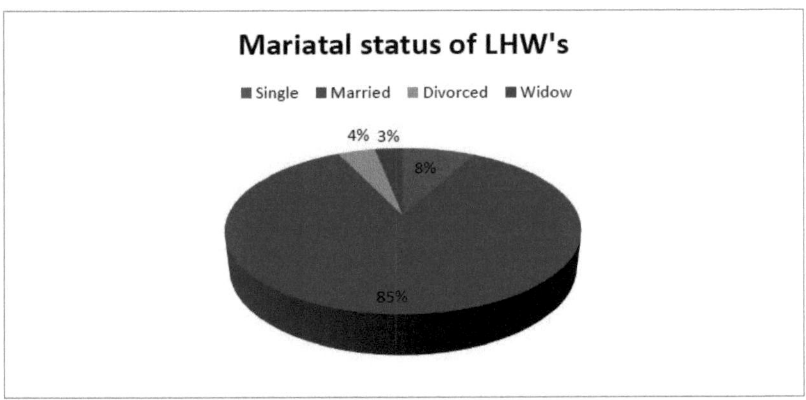

Figura 4: Estado civil dos trabalhadores por conta de outrem

85% dos trabalhadores por conta de outrem eram casados, 8% eram solteiros, 4,4% eram divorciados e 2,7% eram viúvos.

CONHECIMENTOS SOBRE IMUNIZAÇÃO DOS INQUIRIDOS

Mais de 80% dos inquiridos conheciam as doenças preveníveis por vacinação, com exceção da hepatite B e do hemófilo. Os conhecimentos sobre a vacinação contra a hepatite B eram de 49,6% e os conhecimentos sobre a vacinação contra o hemófilo eram baixos, 9,7%, entre todas as trabalhadoras do sector da saúde a quem foram administrados os questionários, como se mostra a seguir.

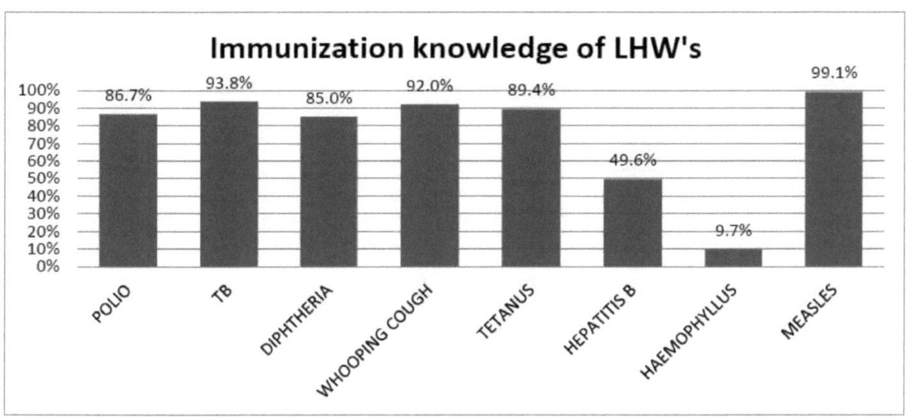

Figura 5: Conhecimentos sobre imunização dos inquiridos

RAZÕES PARA A VACINAÇÃO

De acordo com todos os inquiridos, os pais da sua área de influência vacinam os filhos. Quando lhes foi colocada a questão de saber por que razão os pais vacinam os filhos, 97,3% dos inquiridos deram como principal razão a prevenção de doenças. As várias razões para a vacinação das crianças pelos pais incluíam uma maior sensibilização, a melhoria da saúde das crianças, a melhoria do estado de imunidade das crianças, a prevenção de deficiências, uma elevada taxa de literacia e um maior papel dos meios de comunicação social.

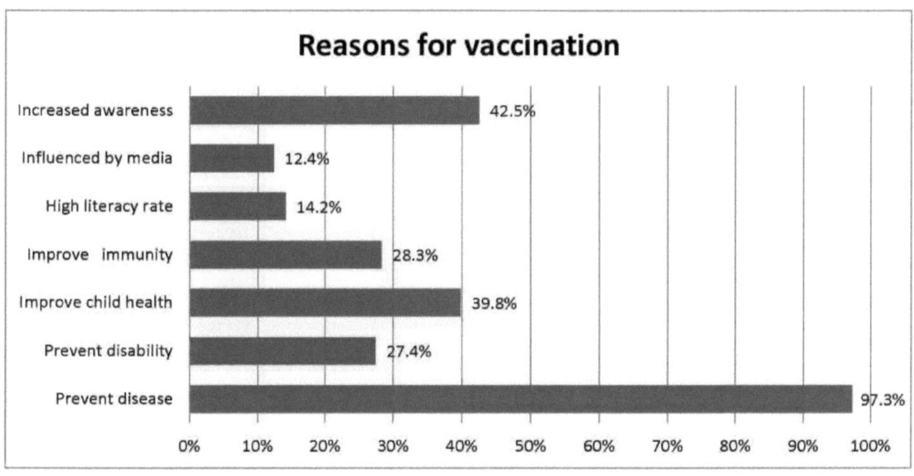

Figura 6: Razões para a vacinação

LOCAL DE VACINAÇÃO

Quando questionados sobre o local onde as crianças da sua área são vacinadas. As casas de saúde foram consideradas os locais de vacinação mais importantes por todos os inquiridos, seguidas das casas das crianças e das FLCF, como mostra a Fig.

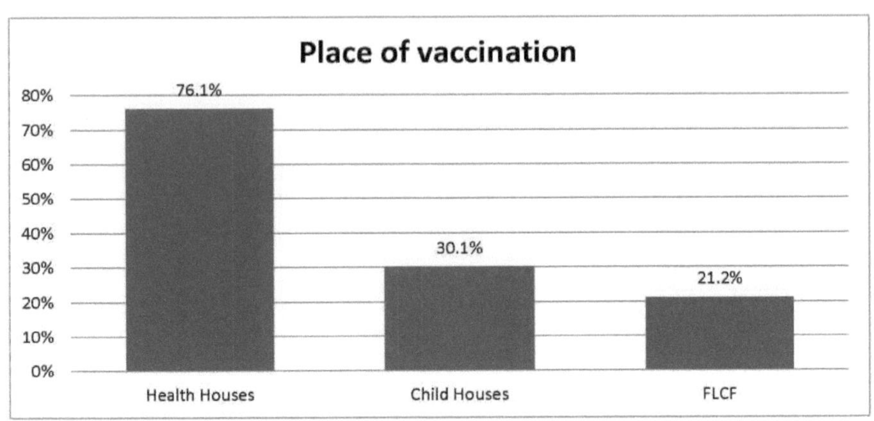

Figura 7: Local de vacinação

PARTICIPAÇÃO E PAPEL DA COMUNIDADE NA VACINAÇÃO

Foi perguntado aos inquiridos se a comunidade participa nas actividades de vacinação. 98,2% dos inquiridos responderam afirmativamente. Mais de 84,1% do total dos inquiridos afirmaram que a comunidade desempenha o seu papel na vacinação, trazendo os seus filhos às Casas de Saúde. O papel da comunidade, ao manter-se em contacto com os trabalhadores da saúde e ao disponibilizar espaço para a vacinação, também foi considerado importante.

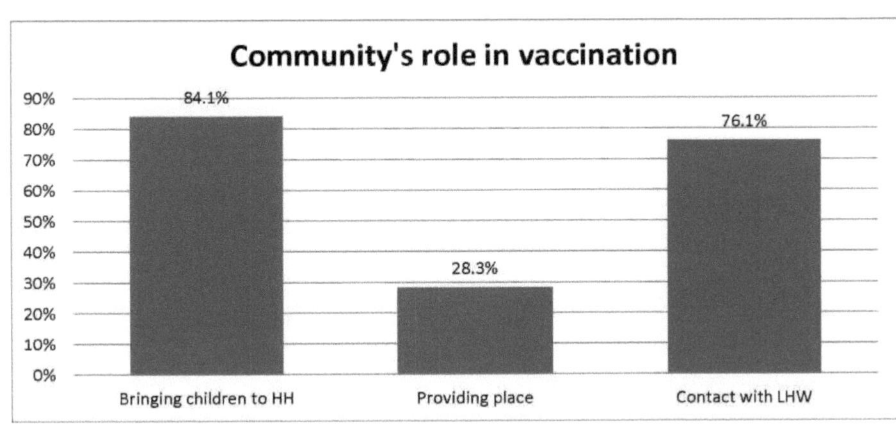

Figura 8: Papel da comunidade na vacinação

PAPEL DOS COMITÉS DE SAÚDE NA VACINAÇÃO

Quando inquiridos sobre o papel dos comités de saúde das mulheres e dos comités de saúde das aldeias na vacinação, 98,2% dos assistentes sociais foram da opinião de que estes comités desempenham um papel importante na vacinação. No entanto, 84,5% dos inquiridos reconheceram que estes comités desempenham um papel importante ao convencerem os pais que recusam a vacinação dos seus filhos. Cerca de 44,5% dos inquiridos consideraram o papel destes comités na sensibilização e educação relativamente às doenças abrangidas pelo PAV. Cerca de 12,7% dos inquiridos destacaram o papel desempenhado pelos comités na motivação das pessoas para a vacinação. Apenas 4,5% de todos os inquiridos consideraram que estes comités desempenham um papel proactivo, atribuindo tarefas aos seus membros.

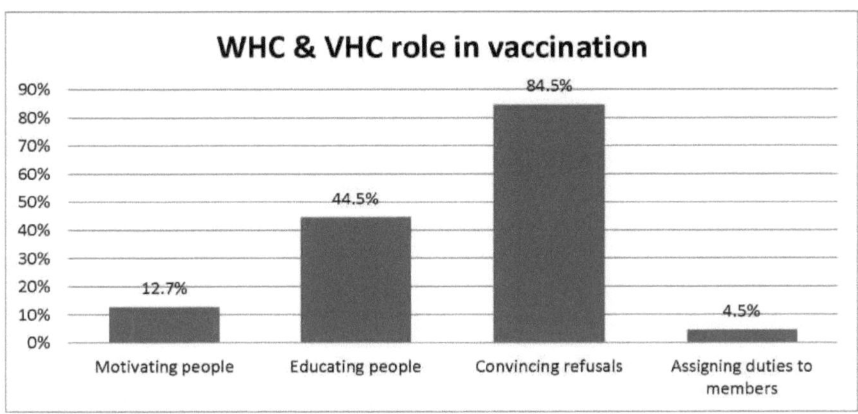

Figura 9: Papel dos centros de saúde e dos centros de saúde na vacinação

PAPEL DO GRUPO DE APOIO NA VACINAÇÃO

Quando os inquiridos foram questionados sobre o papel do Grupo de Apoio na vacinação. Quase todos os assistentes sociais, 97,3%, afirmaram que estes desempenham um papel importante. 85,7% de todos os inquiridos consideraram que o grupo de apoio desempenha um papel importante no convencimento das mães que recusam a vacinação dos seus filhos. A contribuição dos grupos de apoio para convencer as mulheres grávidas a tomarem a injeção de TT foi considerada por 76,8% de todos os inquiridos, 60,7% de todos consideraram que a educação das mães sobre as doenças do PAV desempenha um papel importante, o papel na saúde materno-infantil foi considerado importante por 25,9%, enquanto 3,6% afirmaram que desempenha um papel ao convencer as pessoas de Syed a tomarem a vacina.

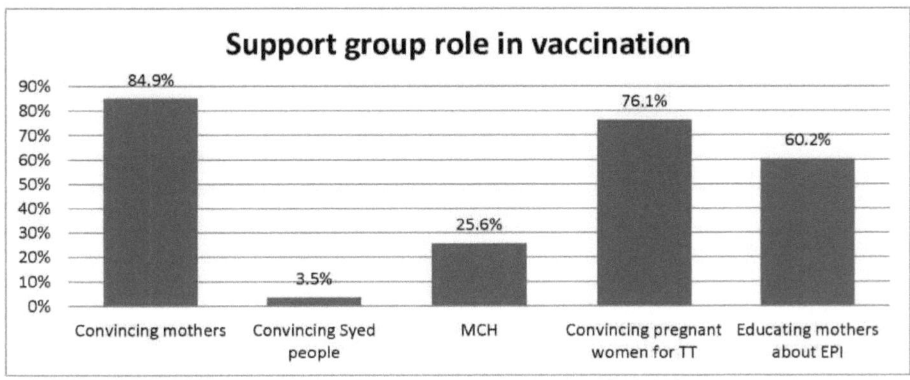

Figura 10: Papel do grupo de apoio na vacinação

PERCEPÇÃO DA COMUNIDADE SOBRE A VACINAÇÃO:

Todos os inquiridos afirmaram que a comunidade considera que a vacinação é útil. As várias razões para a adoção da vacinação das crianças pela comunidade, segundo os inquiridos, incluem a prevenção de doenças (100%), o aumento da sensibilização das pessoas (45,1%), o papel dos meios de comunicação social (16,8%) e a elevada taxa de alfabetização (10,6%). Cerca de 8,8% consideraram mesmo que a vacinação é útil porque faz parte da cultura.

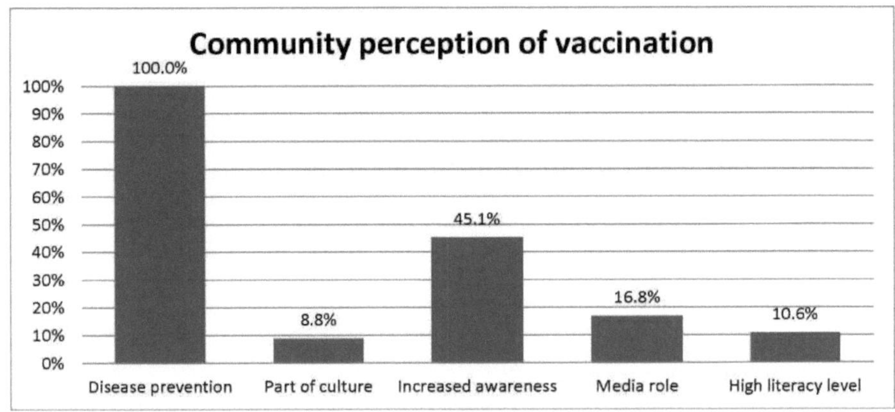

Figura 11: Perceção comunitária da vacinação

GRUPO-ALVO DA VACINAÇÃO

Todos os inquiridos são da opinião de que o grupo-alvo da vacinação são as crianças; as mulheres em idade fértil também foram consideradas como grupos-alvo, enquanto apenas 20,4% dos inquiridos afirmaram que a vacinação também se destina às raparigas solteiras.

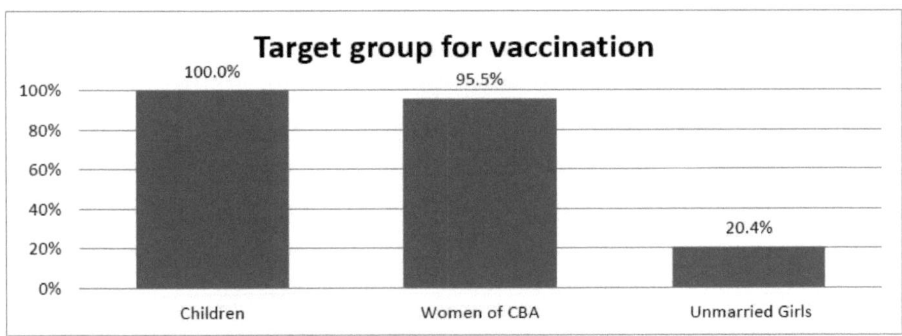

Figura 12: Grupo-alvo da vacinação

ENVOLVIMENTO DOS INQUIRIDOS NA VACINAÇÃO

Todos os inquiridos estavam envolvidos na vacinação da sua comunidade de várias formas, como se mostra a seguir.

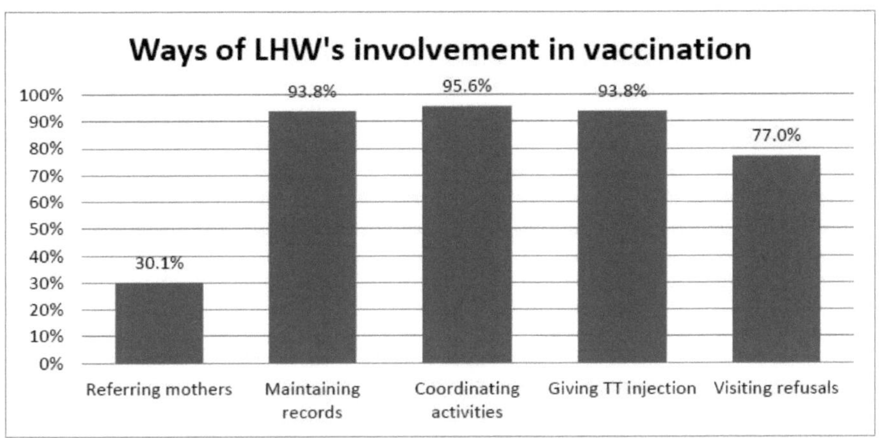

Figura 13: Formas de envolvimento do inquirido na vacinação

OS INQUIRIDOS DÃO ÊNFASE AOS BENEFÍCIOS DA VACINAÇÃO PARA A COMUNIDADE

A comunidade foi informada sobre os benefícios da vacinação. 98,2% dos inquiridos deram ênfase aos benefícios da vacinação, dizendo que a doença será evitada, 75,2% fizeram visitas domiciliárias, 70,8% organizaram reuniões do Grupo de Apoio, 68,1% deram ênfase ao falar sobre a injeção de TT e poucos deram ênfase à organização de outras actividades.

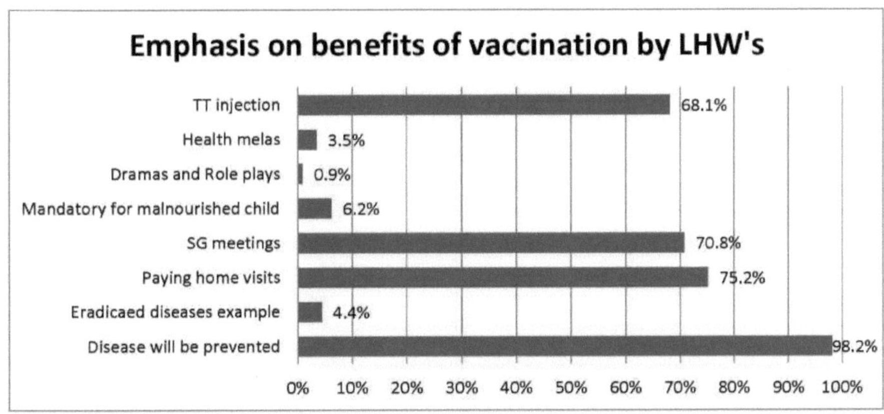

Figura 14: Ênfase dos inquiridos nos benefícios da vacinação

DOENÇAS COMUNS NAS CRIANÇAS DA ÁREA DE INFLUÊNCIA

As doenças mais comuns identificadas pelos inquiridos incluíam a diarreia, a pneumonia, a malária, os vermes intestinais, a alergia e a malnutrição, como mostra a figura abaixo.

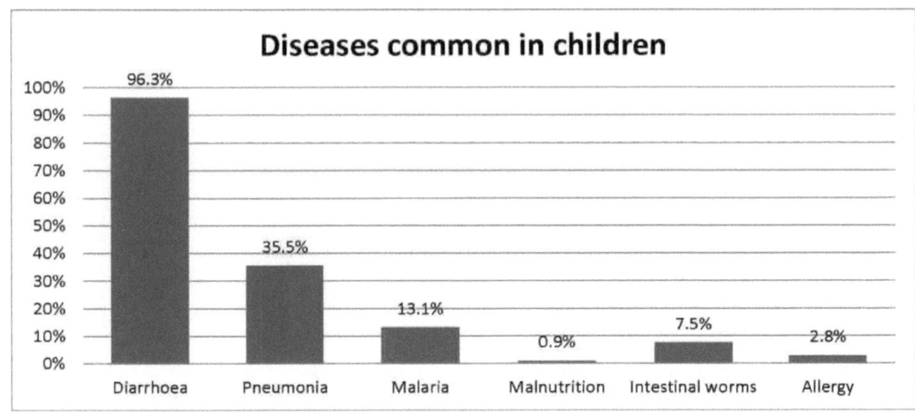

Figura 15: Doenças comuns nas crianças

CONHECIMENTO DOS SINTOMAS E COMPLICAÇÕES DO SARAMPO

Todos os inquiridos receberam formação sobre as doenças que podem ser prevenidas por vacinação. Entre elas, o sarampo, e todos os inquiridos tinham conhecimentos sobre a propagação e os sintomas do sarampo.

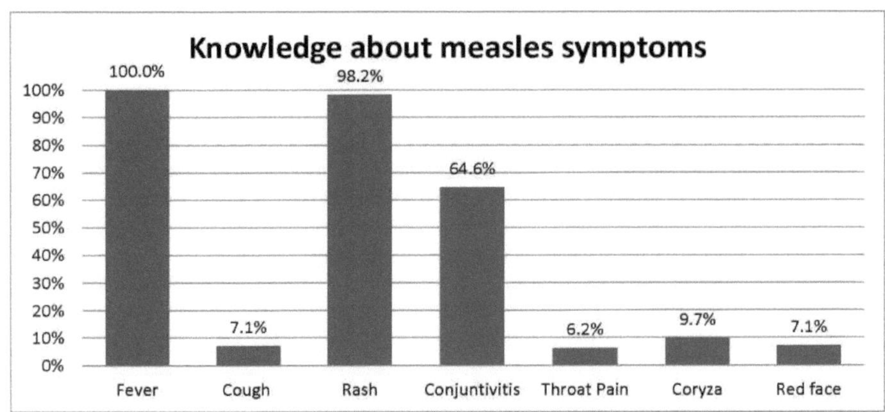

Figura 16: Conhecimentos sobre os sintomas do sarampo

83,2% dos inquiridos afirmaram ter conhecimentos sobre as complicações do sarampo. Os inquiridos tinham conhecimentos variados sobre as complicações, como se mostra a seguir. No entanto, em geral, o conhecimento de todos os inquiridos sobre as complicações do sarampo era fraco.

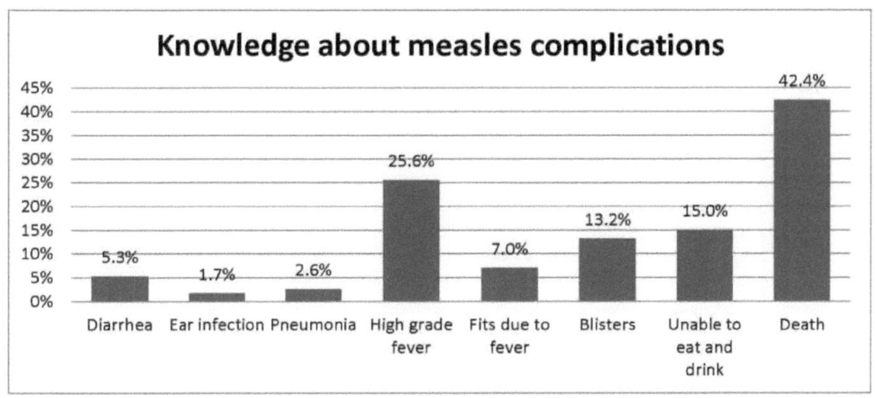

Figura 17: Conhecimentos sobre as complicações do sarampo

54% dos inquiridos disseram que os pais levam os filhos à THQ em caso de complicações do sarampo, 42,5% dos inquiridos disseram que os pais visitam a FLCF e 5,3% dos inquiridos disseram que os pais visitam as Casas de Saúde.

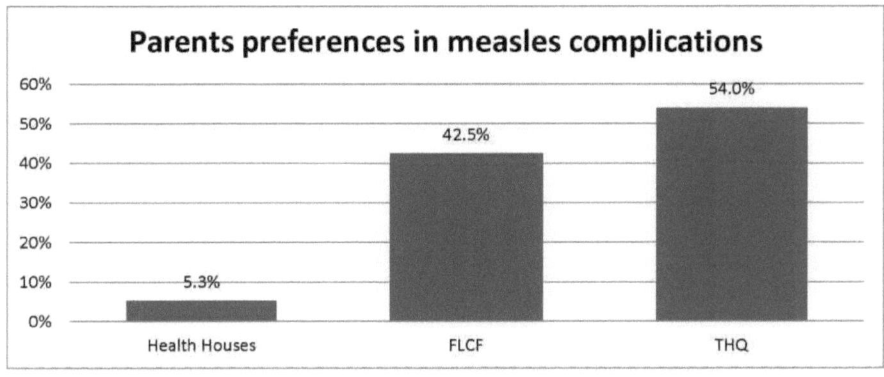

Figure 18: Parents preferences for health facilities in complications

FONTE DE CONHECIMENTO DA COMUNIDADE SOBRE O SARAMPO

Os LHWs, os grupos de apoio e os comités de saúde desempenharam um papel importante na sensibilização para o sarampo. Os meios de comunicação também influenciaram o conhecimento da comunidade, juntamente com as experiências dos idosos.

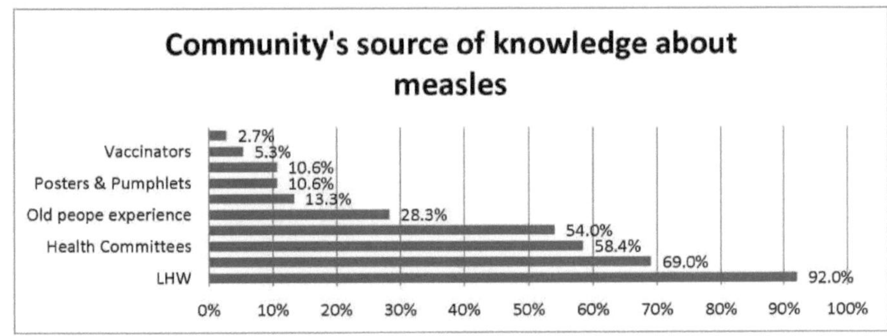

Figura 19: Fonte de conhecimentos da comunidade sobre o sarampo

CONHECIMENTO SOBRE AS ACTIVIDADES DE IMUNIZAÇÃO SUPLEMENTAR A pergunta foi feita para conhecer o conhecimento dos inquiridos sobre as Actividades de Imunização Suplementar levadas a cabo no Paquistão. A maioria dos inquiridos, 97,3%, afirmou que as AIS eram realizadas contra o sarampo, enquanto 93,8% de todos os inquiridos afirmaram que as AIS eram realizadas contra a poliomielite. As outras doenças citadas no caso das ASV foram os vermes intestinais, a hepatite, o tétano e a tuberculose.

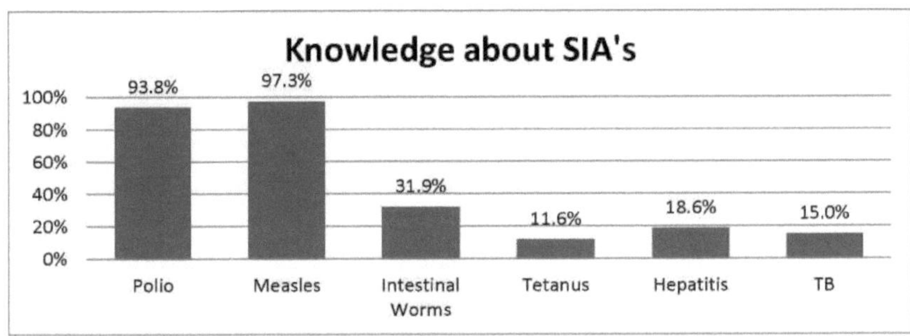

Figura 20: Conhecimento dos inquiridos sobre as IEA

Nº Sr.	RAZÕES	FREQUÊNCIA	PERCENTAGEM
1.	Reduzir os encargos e prevenir o aparecimento da doença	63	56.2%
2.	Para cobrir os incumpridores	36	32.1%
3.	Reduzir a gravidade da doença	27	24.1%
4.	Para aumentar a imunidade	24	21.4%
5.	Para travar as epidemias	23	20.5%
6.	Para cobrir os residentes distantes	17	15.2%
7.	Para erradicar a doença	16	14.3%
8.	Para prevenir a deficiência	12	10.7%
9.	Cobrir toda a população de crianças	9	8%
10.	Para cobrir as crianças com baixa imunidade	7	6.2%

11.	Sensibilizar para a VPD	7	6.2%
12.	Prestar serviços porta a porta	5	4.5%
13.	Aumentar os conhecimentos dos profissionais de saúde	2	1.8%
14.	Para cobrir os refugiados	1	.9%

Quadro 5: Razões para a realização de AIS

O quadro acima mostra que 56,2% dos inquiridos afirmaram que as ASV são realizadas para reduzir o peso das doenças e prevenir o seu aparecimento, 32,1% de todos os inquiridos afirmaram abranger as crianças em situação de incumprimento, 24,1% de todos os inquiridos afirmaram reduzir a gravidade das doenças, 20,5% afirmaram travar as epidemias de doenças, 21,4% afirmaram aumentar o nível de imunidade das crianças, 14.3% disseram erradicar a doença, 15,2% disseram abranger os residentes que vivem em zonas remotas, 8% disseram abranger toda a população de crianças, 10,7% disseram prevenir a incapacidade causada pela doença, 6,2% disseram abranger as crianças com baixa imunidade, 4,5% disseram prestar serviços de vacinação porta a porta, 1,8% de todos os inquiridos disseram aumentar os conhecimentos dos profissionais de saúde,

Embora 96,5% dos inquiridos tenham afirmado que a ASV contra o sarampo foi realizada na sua área de influência. Houve variações nos critérios de idade para a inclusão de crianças em ASVs contra o sarampo, como se mostra a seguir.

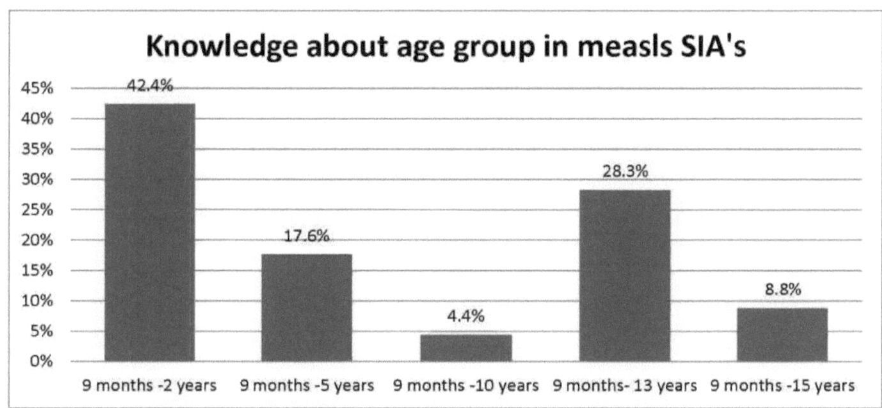

Figura 21: Faixa etária das crianças nas ASVs de sarampo

83,2% dos inquiridos afirmaram ter participado na ASV do sarampo na sua área de influência, 82,3% dos inquiridos afirmaram ter recebido formação antes da ASV do sarampo e 81,4% dos inquiridos afirmaram que a formação antes da ASV do sarampo melhorou os seus conhecimentos sobre o sarampo.

81,4% dos inquiridos afirmaram que a formação antes da IAS sobre o sarampo melhorou os seus conhecimentos ao saberem mais pormenorizadamente o que é o sarampo, 11,5% dos inquiridos afirmaram que a formação melhorou os seus conhecimentos ao recordarem os seus conhecimentos anteriores sobre o sarampo e 2,6% dos inquiridos afirmaram que a formação melhorou os seus conhecimentos ao saberem que o sarampo ainda prevalece no Paquistão.

86,7% dos inquiridos afirmaram ter transmitido a estratégia de eliminação do sarampo à sua comunidade. Os vários meios adoptados foram os indicados na figura abaixo.

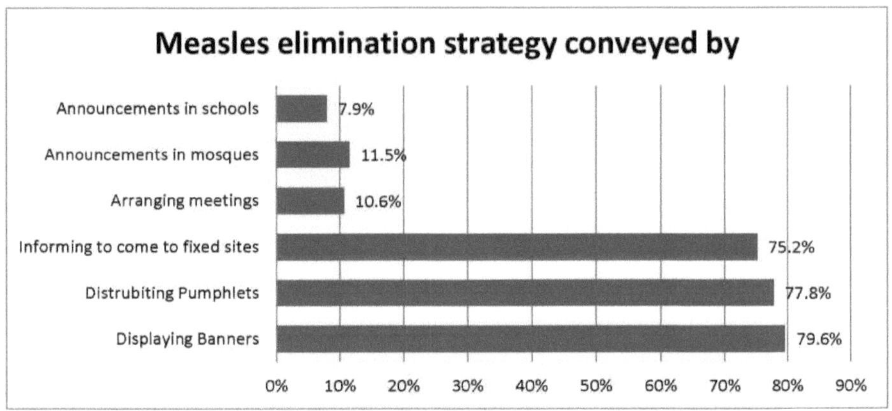

Figura 22: Estratégia de eliminação do sarampo adoptada pelos inquiridos

CONHECIMENTOS SOBRE O CALENDÁRIO DE VACINAÇÃO CONTRA O SARAMPO

96,5% dos inquiridos afirmaram que o calendário de imunização contra o sarampo foi alterado após a PEI do sarampo e 99,1% de todos os inquiridos afirmaram ter conhecimento do atual calendário de imunização contra o sarampo.

O conhecimento dos inquiridos relativamente ao número de doses do atual esquema de vacinação contra o sarampo era bom, cerca de 94,7% dos profissionais de saúde disseram que o atual esquema de vacinação contra o sarampo tem duas doses. Relativamente às três doses, 5,3% dos profissionais de saúde responderam que o atual esquema tem três doses.

Foi feita uma pergunta para verificar o conhecimento dos inquiridos sobre o tempo decorrido desde a introdução da injeção contra o sarampo II no PAV. 24,8% dos assistentes sociais disseram que a injeção contra o sarampo II foi acrescentada ao calendário do PAV há um ano, 43,4% disseram que foi acrescentada há dois anos e 31,9% disseram que a dose de reforço foi acrescentada há três anos.

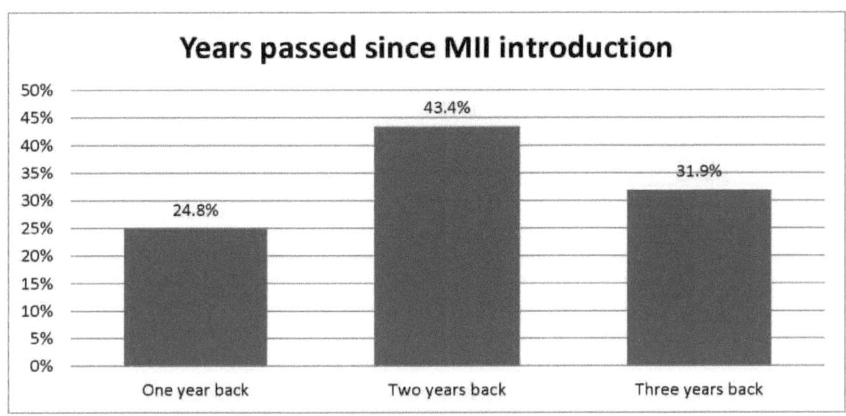

Figura 23: Anos passados desde a introdução do Sarampo II

98,2% dos inquiridos afirmaram que o calendário de imunização contra o sarampo mudou com bastante frequência após a introdução da dose de sarampo II no PAV. 100% dos inquiridos afirmaram que a injeção de sarampo I é administrada aos 9 meses de idade, de acordo com o calendário atual. Ao lerem a injeção contra o Sarampo II, os inquiridos foram da opinião mostrada na figura abaixo.

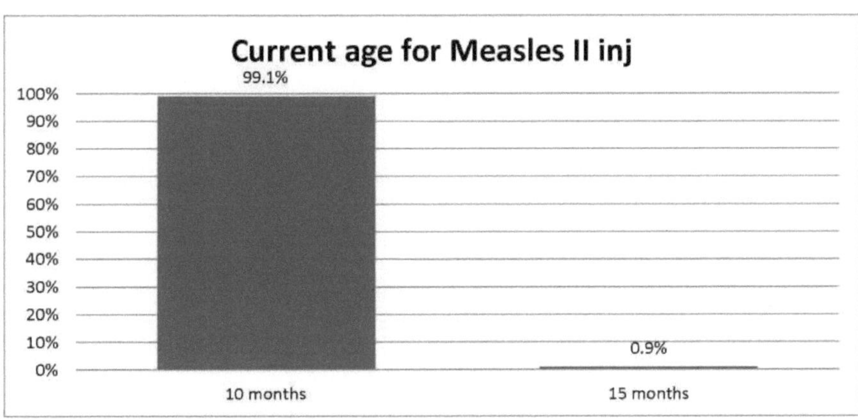

Figura 24: Idade atual para a injeção de sarampo II

Foi feita uma pergunta para verificar os conhecimentos dos inquiridos sobre a idade para a injeção contra o sarampo I no ano passado, pouco depois de a injeção contra o sarampo II ter sido acrescentada ao calendário. As respostas variaram e foram as seguintes

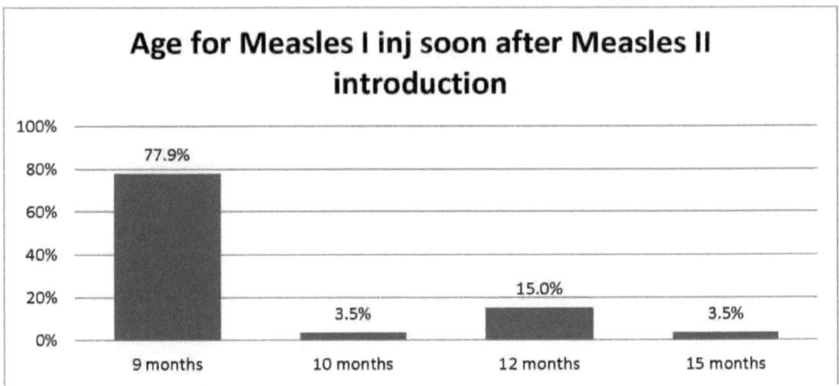

Figura 25: Idade para a injeção de sarampo I logo após a introdução do sarampo II

Foi feita uma pergunta para verificar o conhecimento dos inquiridos relativamente à idade para a injeção de Sarampo II no ano passado, pouco depois de a injeção de Sarampo II ter sido acrescentada ao calendário. As respostas foram as seguintes:

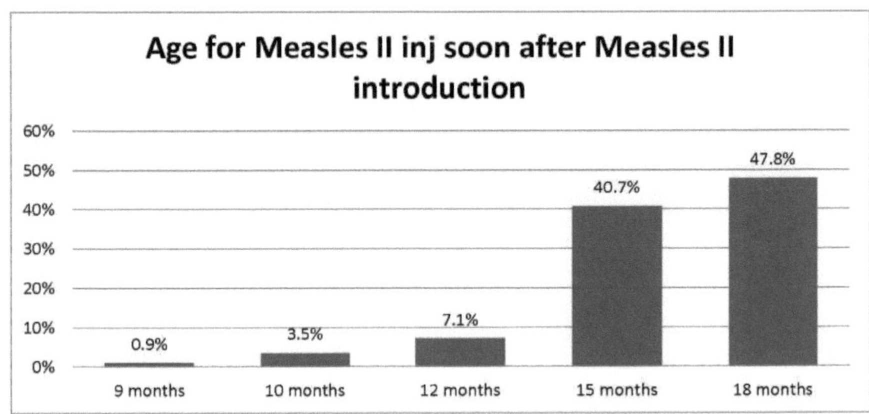

Figura 26: Idade para a injeção de sarampo II logo após a introdução do sarampo II

99,1% dos inquiridos afirmaram que o calendário de imunização contra o sarampo era diferente antes de a injeção de sarampo II ter sido acrescentada ao PAV. As várias respostas para o calendário antes da introdução da dose de reforço foram as seguintes

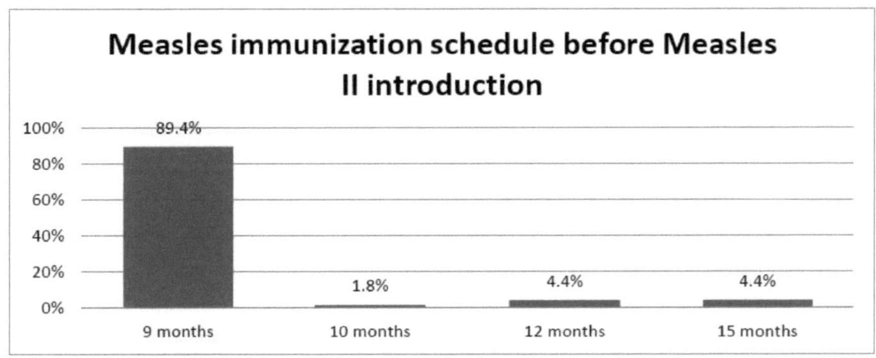

Figura 27: Calendário de imunização contra o sarampo antes da introdução do sarampo II

PRÁTICAS RELATIVAS À IMUNIZAÇÃO CONTRA O SARAMPO

Um total de 64,6% de todos os inquiridos afirmou ter recebido formação antes da introdução da dose de reforço. 87,5% de todos os inquiridos receberam formação nas UBS, enquanto 12,5% de todos os inquiridos afirmaram ter recebido formação nos RHC.

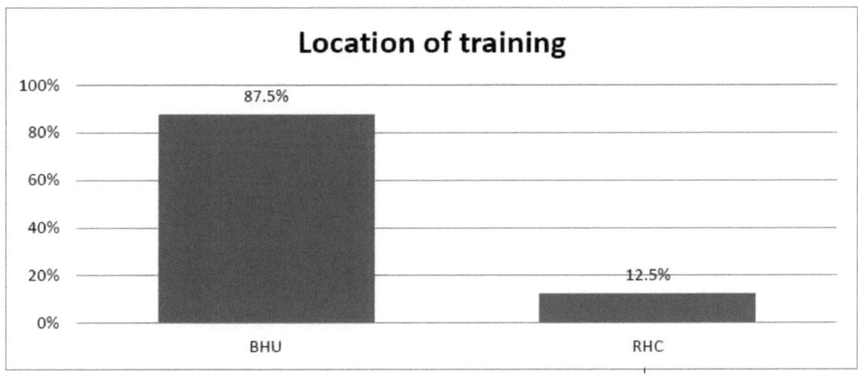

Figura 28: Localização das acções de formação

63% de todos os inquiridos afirmaram ter recebido formação do vacinador, 35,6% de todos os inquiridos afirmaram ter recebido formação dos médicos e 10,9% de todos os inquiridos afirmaram ter recebido formação dos LHS.

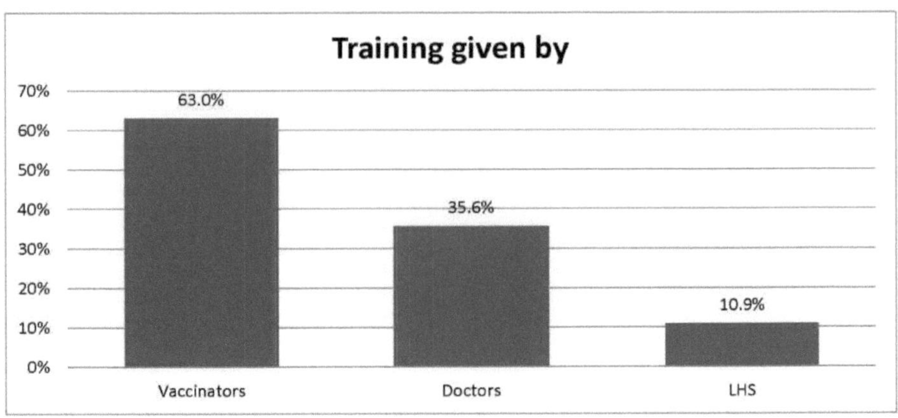

Figura 29: Os inquiridos receberam formação de

O máximo de inquiridos, 42,5%, disse que a duração da formação foi de um dia, 15% dos inquiridos disseram que a duração foi de três dias e 6,2% disseram que a duração foi de dois dias. 64,6% de todos os inquiridos disseram que a formação foi benéfica. 61,9% de todos os inquiridos disseram que informaram as mães sobre a introdução da vacina contra o sarampo II no calendário e 64,6% dos inquiridos disseram que informaram a comunidade nas suas áreas de influência que os objectivos da imunização contra o sarampo tinham sido alterados.

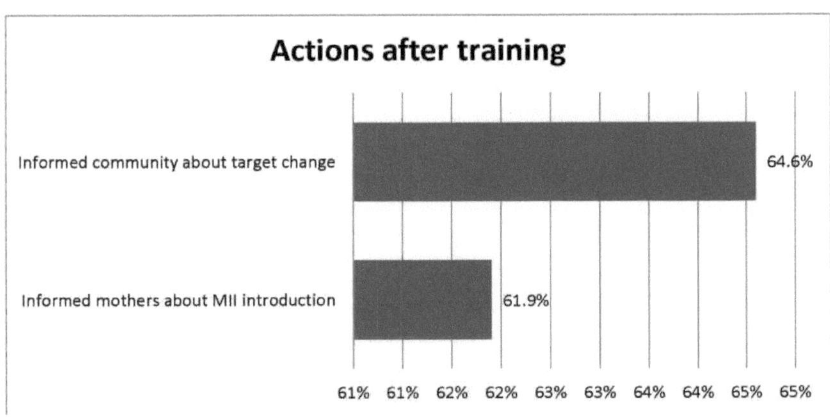

Figura 30: Medidas tomadas pelos inquiridos após a formação

89,4% de todos os inquiridos afirmaram que as reuniões dos Comités de Saúde e do Grupo de Apoio foram convocadas após a formação.

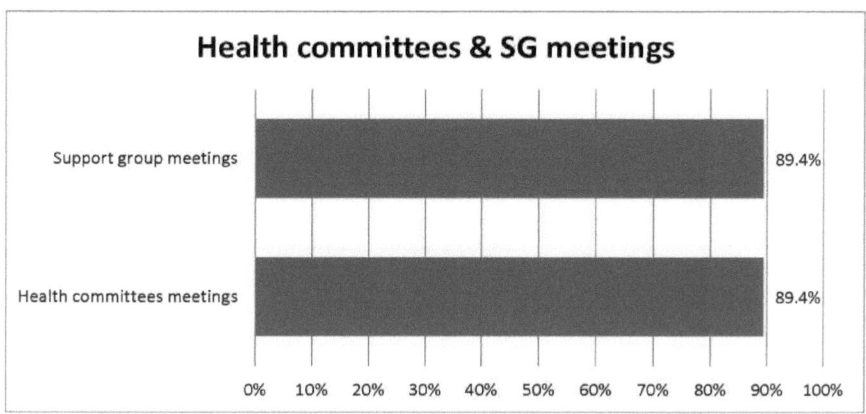

Figura 31: Reuniões convocadas após a formação

99,1% de todos os inquiridos afirmaram que promovem o calendário atual de vacinação contra o sarampo junto da sua comunidade. 93,8% de todos os inquiridos afirmaram que promovem o calendário atual de vacinação contra o sarampo junto da comunidade através de visitas porta a porta para informar a comunidade, 44,2% de todos os inquiridos afirmaram que o fazem através de anotações no diário, 17,7% de todos os inquiridos afirmaram que o fazem através da manutenção de registos de vacinação, 20,4% de todos os inquiridos afirmaram que o fazem através da convocação de reuniões de grupos de apoio, 8% afirmaram que o fazem através da convocação de reuniões de comissões de saúde.

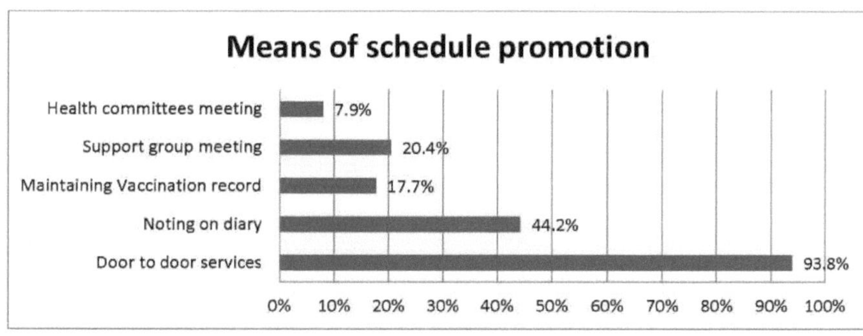

Figura 32: Promoção do calendário do sarampo na comunidade

RECORRÊNCIA DO SARAMPO E PROBLEMAS:

99,1% dos inquiridos afirmaram que a comunidade da sua área de influência está a ser vacinada contra o sarampo. 52,2% dos inquiridos afirmaram que o sarampo é recorrente nas crianças da sua área de influência e que os pais das crianças que apanharam sarampo apesar da vacinação os visitaram.

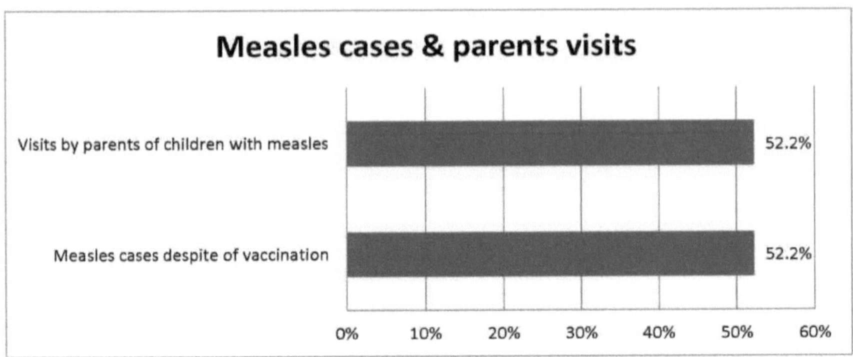

Figura 33: Recorrência do sarampo apesar da vacinação e das visitas dos pais

52,2% do total de inquiridos afirmaram que os pais, durante as suas visitas, se queixam de que o seu filho apanhou sarampo apesar da vacinação e 47,8% de todos os inquiridos afirmaram que os pais se queixam de que a vacinação contra o sarampo não é útil se o seu filho apanhou sarampo apesar da vacinação.

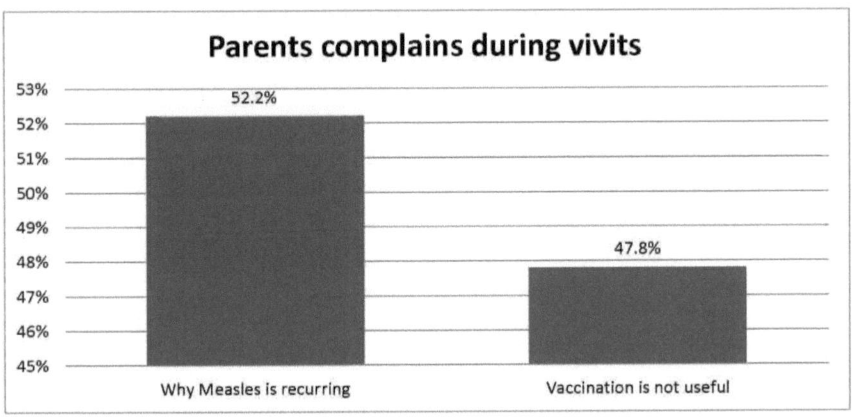

Figura 34: Reclamações dos pais durante as visitas

PROBLEMAS ENFRENTADOS DEVIDO AO REAGENDAMENTO FREQUENTE DA VACINAÇÃO CONTRA O SARAMPO

88,3% de todos os inquiridos afirmaram que as mães da sua área de influência fizeram perguntas frequentes sobre a vacinação contra o sarampo II após a sua introdução no calendário.

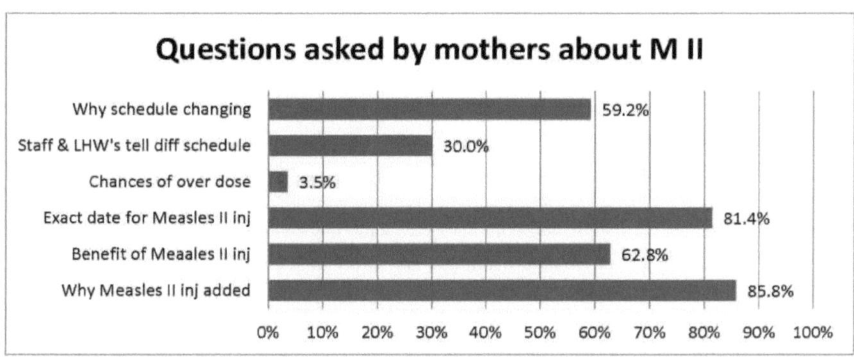

Figura 35: Perguntas feitas pelas mães sobre a vacinação contra o sarampo II

85,8% de todos os inquiridos afirmaram que as mães perguntaram por que razão a segunda dose de sarampo é acrescentada ao calendário, 81,4% de todos os inquiridos afirmaram que as mães pediram para lhes indicar a data exacta das suas visitas para administrar a injeção contra o sarampo II aos seus filhos, 62,8% de todos os inquiridos afirmaram que as mães perguntaram sobre os benefícios da dose de reforço, 59.2% de todos os inquiridos afirmaram que as mães perguntaram sobre o reagendamento frequente, 30% de todos os inquiridos afirmaram que as mães perguntaram por que razão o pessoal do hospital indica um horário diferente e os assistentes sociais indicam um horário diferente e 3,5% de todos os inquiridos afirmaram que as mães perguntaram sobre as probabilidades de sobredosagem com a vacina contra o sarampo II.

67,3% dos inquiridos afirmaram ter respondido a todas as questões colocadas pelas mães. 58,4% dos inquiridos afirmaram que é necessário reagendar a consulta.

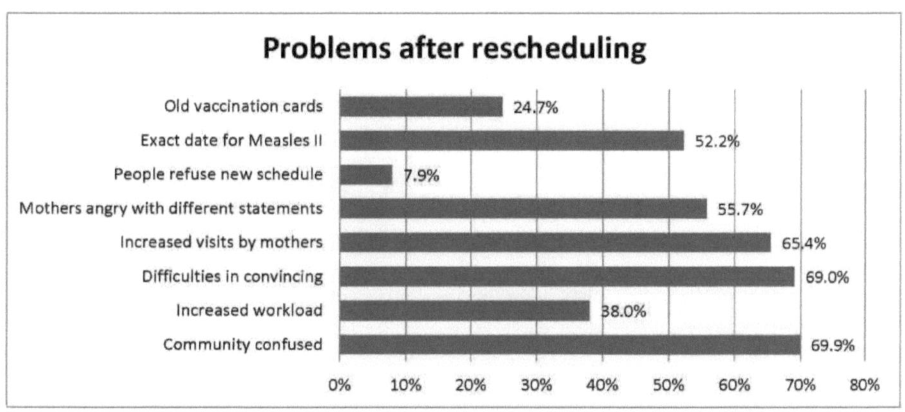

Figura 36: Problemas após a reprogramação

69,9% dos inquiridos afirmaram que a comunidade ficou confusa após o reagendamento, 69% dos inquiridos afirmaram que foi difícil convencer as pessoas repetidamente após o reagendamento, 65,4% dos inquiridos afirmaram que houve um aumento do número de visitas das mães após o reagendamento, 59,7% dos inquiridos afirmaram que as mães ficaram zangadas devido ao reagendamento frequente, 52.2% de todos os inquiridos afirmaram que as mães perguntaram pela data exacta da segunda injeção de sarampo, 38% de todos os inquiridos afirmaram que a reprogramação resultou num aumento da carga de trabalho, 14,7% de todos os inquiridos afirmaram que o problema resultou de cartões de vacinação antigos e 7,9% de todos os inquiridos afirmaram que a comunidade na área de influência recusou novos horários.

46% do total dos inquiridos afirmaram ter discutido os problemas que enfrentaram após o reagendamento com os seus idosos e 30,1% afirmaram que os idosos resolveram os problemas.

41% do total de inquiridos afirmaram que os problemas foram resolvidos através da orientação dos médicos, 41% do total de inquiridos afirmaram que os problemas foram resolvidos através do aconselhamento dos médicos à comunidade, 33,3% de todos os inquiridos afirmaram que os problemas após o reagendamento foram resolvidos através do site , com a emissão de novos cartões de vacinação, 30,8% de todos os inquiridos afirmaram que foi através do aconselhamento dos vacinadores à comunidade, 10,3% dos inquiridos afirmaram que foi através da formação dos trabalhadores dos serviços de saúde e 2,6% dos inquiridos afirmaram que foi através do aconselhamento dos SSL à comunidade.

74,3% de todos os inquiridos disseram que o reagendamento frequente é o maior obstáculo à vacinação contra o sarampo II, 13,2% de todos os inquiridos disseram que os maulvis, 14,1 disseram que os idosos da sua comunidade são os obstáculos à vacinação contra o sarampo II e 25,6% dos inquiridos disseram que não há obstáculos à vacinação contra o sarampo II, uma vez que as pessoas da comunidade estão conscientes dos benefícios da vacinação.

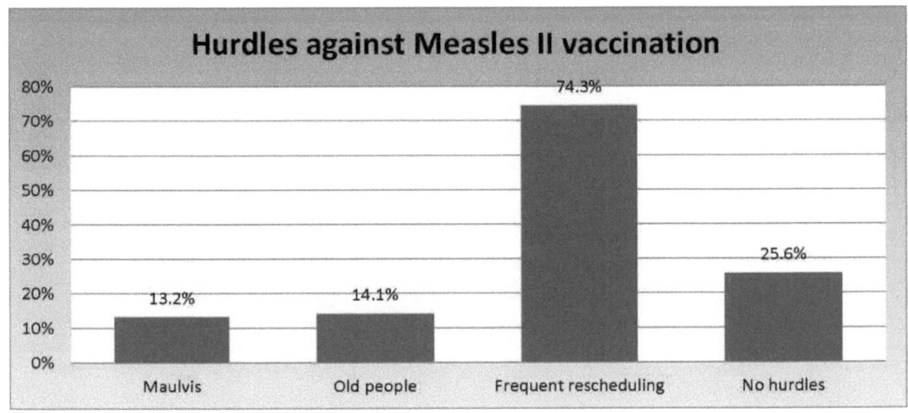

Figura 37: Obstáculos à vacinação contra o sarampo II

SUGESTÃO DOS INQUIRIDOS PARA A PROMOÇÃO DA VACINA CONTRA O SARAMPO II INATION

No final da entrevista, foi feita uma pergunta a todos os inquiridos para conhecer as suas sugestões para a promoção da vacinação contra o sarampo II na sua área de influência. 52,2% de todos os inquiridos disseram que a vacinação contra o sarampo II pode ser promovida através da educação das mães, 47,7% de todos os inquiridos disseram através de visitas de assistentes sociais, 30,9% de todos os inquiridos disseram através dos meios de comunicação social, 28,3% de todos os inquiridos disseram através de cartazes e faixas.34.5% disseram que através da organização de reuniões do Grupo de Apoio, 24,7% de todos os inquiridos disseram que através de reuniões dos Comités de Saúde, 1,7% de todos os inquiridos disseram que através de visitas dos LHS, 1,7% de todos os inquiridos disseram que através de visitas às escolas, .9% disseram que através de reuniões dos membros da comunidade com o médico.

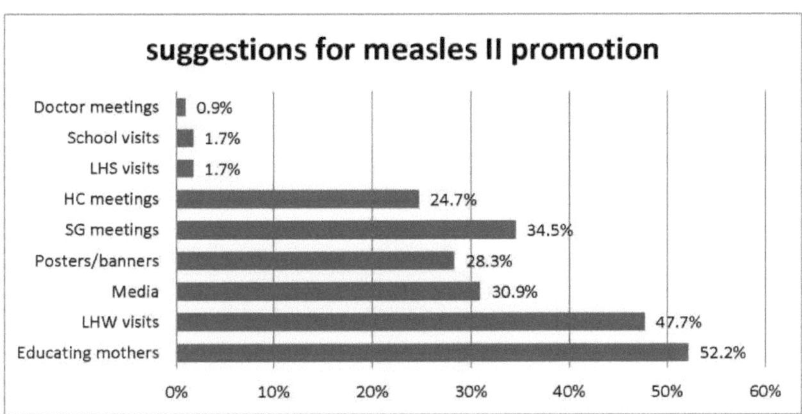

Figura 38 : Sugestões dos inquiridos para a promoção do Sarampo II

4.2 INFERENCIAL RESULTADOS

Foi efectuada uma tabulação cruzada entre as variáveis sócio-demográficas (experiência, educação e estado civil) e as diversas variáveis de resultado.

A experiência dos assistentes sociais foi dividida em duas categorias: uma com experiência até 8 anos e outra com experiência superior a 8 anos. As habilitações literárias foram divididas em duas categorias: uma com habilitações inferiores ao nível do ensino básico e outra com habilitações iguais ou superiores ao nível do ensino básico. O estado civil também foi dividido em duas categorias: uma que era solteira e não casada e a segunda que já tinha sido casada.

EXPERIÊNCIA:

A experiência dos LHWs foi significativamente associada à Participação na SIA valor de P (0,000*), Formação antes da SIA valor de P (0,000*), Formação melhorou os conhecimentos sobre o sarampo valor de P (0,000*), Reprogramação afectou a rotina dos LHWs valor de P (0,047), Confusão na comunidade valor de P (0,043)

Aumento do número de visitas das mães Valor de P (0,020), Pessoas que perguntam a data exacta da MII Valor de P (0,034), Pessoas idosas com obstáculos Valor de P (0,013*)

EDUCAÇÃO:

O nível de escolaridade dos trabalhadores manuais foi significativamente associado à promoção da MII nas reuniões do GS com um valor de P (0,001) e à promoção da MII nas reuniões dos CS com um valor de P (0,020).

ESTADO CIVIL:

O estado civil dos assistentes sociais foi significativamente associado aos problemas resolvidos pelos idosos após o reagendamento Valor de P (0,021*), os assistentes sociais como fonte comunitária de conhecimentos sobre o sarampo Valor de P (0,023*)

[Teste exato de Fischer]

As variáveis de resultado para as quais a associação não foi considerada significativa são apresentadas no Anexo 4.

CAPÍTULO 5

5.1 DISCUSSÃO

Este estudo foi concebido para avaliar os conhecimentos e as práticas das trabalhadoras do sector da saúde relativamente à imunização contra o sarampo na zona rural de Rawalpindi, especialmente para identificar os problemas enfrentados pelas trabalhadoras do sector da saúde à luz das frequentes alterações no calendário de imunização contra o sarampo em 2009, após a introdução da dose de reforço contra o sarampo no calendário do PAI. Tratou-se de um inquérito transversal descritivo em que foi aplicado um questionário estruturado a todos os inquiridos incluídos no estudo.

A percentagem média de cobertura para a MCV 1 nas oito unidades de saúde foi de 81% e para a MCV 2 foi de 52%. De acordo com os dados do NIH relativos à cobertura vacinal de crianças com menos de 1 ano em 20094 , a percentagem de cobertura do VGM 1 no Punjab e em todo o Paquistão foi de 100% e 86%, respetivamente, e a percentagem de cobertura do VGM 2 no Punjab e em todo o Paquistão foi de 42% e 30%, respetivamente. Se compararmos a percentagem de cobertura do VGC 1 no nosso estudo, 81%, com o valor para o Punjab, que foi de 100%, verificamos que a cobertura do VGC 1 foi muito inferior aos valores para o Punjab. A razão pode ser o facto de as unidades de saúde no nosso estudo estarem localizadas em zonas rurais com baixa taxa de alfabetização, pelo que este facto pode ter desempenhado o seu papel na baixa cobertura da vacinação, mas o valor pode ser comparado com o valor nacional, que foi de 86% para o VGC 1 em todo o Paquistão. Relativamente à VCM 2, o valor do nosso estudo, que é de 52% para todas as unidades de saúde, em comparação com os valores de Punjab, 42%, e de todo o Paquistão, 30%, observamos que a cobertura da VCM 2 foi superior aos valores a nível provincial e nacional. No entanto, este nível de cobertura não é suficiente para atingir os objectivos da estratégia EMRO da OMS[20] e está abaixo do objetivo, ou seja, >90% de cobertura tanto para o MCV 1 como para o MCV 2 para atingir os objectivos em todos os distritos.

No inquérito, a idade média dos trabalhadores dos serviços de saúde era de 37,01 ± 7,696 anos, em comparação com a recente avaliação dos trabalhadores dos serviços de saúde, em que a idade média dos trabalhadores dos serviços de saúde era de 32 anos a nível nacional e de 34 anos no Punjab. A experiência profissional dos trabalhadores do sector era de 9 158 ± 4 853. A maioria dos trabalhadores do sector da saúde do estudo, 70%, tinha concluído o ensino básico, seguido de 20,4% do ensino médio, 6,2% do ensino intermédio e 3,5% eram licenciados. Os assistentes sociais deste estudo tinham mais habilitações literárias do que os resultados da avaliação dos assistentes sociais no Punjab

O conhecimento de todos os inquiridos era superior a 80% para todas as doenças evitáveis por vacinação, com a exceção da vacinação contra o Hib e a Hepatite B. No entanto, este valor foi baixo em comparação com a [4ª] avaliação dos trabalhadores do sector da saúde, em que o conhecimento era superior a 94% entre os trabalhadores do sector da saúde do Punjab. Relativamente à vacinação contra o Hib, os trabalhadores do sector da saúde tinham um conhecimento mais fraco, 9,7%. O mesmo se aplica à vacinação contra a hepatite B, relativamente à qual os conhecimentos dos trabalhadores do sector da saúde eram de 49,6%. As razões subjacentes ao baixo conhecimento dos trabalhadores do sector da saúde sobre a vacinação contra o Hib e a Hepatite B podem dever-se à falta de formação adequada após a introdução destas duas vacinas no calendário do PEI.

Quando questionados sobre as razões pelas quais os pais vacinam os seus filhos. De acordo com 97,3% dos inquiridos, é para prevenir doenças. Outras razões incluíam uma maior sensibilização da comunidade, a melhoria da saúde das crianças, o aumento da imunidade das crianças, a prevenção de deficiências e uma maior sensibilização através dos meios de comunicação social. A maioria dos inquiridos (76,1%) é da opinião de que as crianças são vacinadas sobretudo nas casas de saúde, seguidas das casas das crianças e das FLCF. Esta conclusão é importante, uma vez que que a vacinação máxima está a ter lugar nas casas dos assistentes sociais. A maioria dos inquiridos (98,2%) considera que a comunidade participa nas actividades de vacinação e desempenha um papel importante na vacinação, trazendo os seus filhos para serem vacinados e mantendo-se em contacto com os assistentes sociais. A comunidade também participa, disponibilizando locais de vacinação nas suas próprias casas. Este facto aponta para uma maior sensibilização das pessoas para os benefícios da vacinação.

O papel dos comités de saúde das mulheres e dos comités de saúde das aldeias na vacinação foi apreciado pela maioria dos trabalhadores dos serviços de saúde. Isto pode dever-se ao facto de os assistentes sociais estarem em contacto direto com a comunidade e visitarem as casas como parte do seu dever. O papel dos comités de saúde foi considerado importante, uma vez que os pais que recusavam a vacinação dos seus filhos eram seguidos por estes comités, desempenhando assim um papel fundamental na educação e motivação dos pais para a vacinação das crianças. Da mesma forma, o papel dos grupos de apoio foi reconhecido pela maioria dos assistentes sociais. O principal papel destes grupos de apoio consistia em convencer as mães a vacinarem os seus filhos e também em convencer as mães grávidas a aderirem à vacinação e em educar as mães. Estes grupos de apoio incluíam apenas membros do sexo feminino, o que pode ser a razão pela qual os assistentes sociais dão ênfase a estes grupos de apoio.

A maioria dos inquiridos considerava apenas as crianças e as mulheres da CBA como o grupo-alvo da vacinação, enquanto alguns eram da opinião de que a vacinação também se destinava às raparigas solteiras. As formas de envolvimento dos inquiridos na vacinação da comunidade foram diferentes, desde a coordenação das actividades de vacinação com outro pessoal envolvido na vacinação até ao encaminhamento das mães para as FLCF. Em caso de recusa da vacinação, os assistentes sociais tomam a iniciativa de visitar os agregados familiares, o que significa que estão a prestar o máximo de serviços de proximidade à comunidade.

Todos os inquiridos colocaram a tónica nos benefícios da vacinação para a comunidade. Na [quarta] avaliação de 2008 dos assistentes sociais, observou-se que 62% das mães do Punjab afirmaram que os assistentes sociais as incentivaram a vacinar os seus filhos e 74% das mães do Punjab afirmaram que os assistentes sociais informaram sobre a vacinação. A ênfase máxima foi colocada na informação à comunidade de que a vacinação previne doenças, seguida de visitas domiciliárias, reuniões de grupos de apoio, benefícios da injeção de TT, enquanto menos de 5% dos inquiridos colocaram a ênfase em dar exemplos de doenças erradicadas pela vacinação. Disseram que a vacinação é obrigatória para as crianças subnutridas e organizaram actividades como melasas de saúde, peças de teatro e dramatizações. Os assistentes sociais foram os principais informadores da comunidade, visitando as casas e organizando também reuniões de grupos de apoio, de acordo com a descrição das suas funções, prestando assim o máximo de serviços de proximidade à comunidade.

Todos os inquiridos receberam formação sobre doenças evitáveis por vacinação, incluindo o sarampo. Quando questionados sobre os sintomas do sarampo, 100% e 98,2% dos inquiridos conheciam a febre e a erupção cutânea como principais sintomas do sarampo, respetivamente. No entanto, os conhecimentos sobre conjuntivite, tosse e coriza eram comparativamente mais baixos. De acordo com a definição de caso de sarampo da OMS, um caso suspeito de sarampo é definido como um caso com erupção cutânea, febre e qualquer um dos seguintes sintomas: tosse, coriza e conjuntivite, o que demonstra que os conhecimentos sobre o sarampo eram bons entre todos os inquiridos. O conhecimento sobre as complicações do sarampo era baixo entre todos os assistentes sociais. Nos países desenvolvidos, as complicações ocorrem em 10-15% dos casos de sarampo, enquanto nos países em desenvolvimento 75% dos casos apresentam uma ou mais complicações. A maior parte dos casos fatais resulta de diarreia, pneumonia e crupe. No estudo, o conhecimento sobre a diarreia e a pneumonia era baixo, sendo de 5,3% e 2,6%, respetivamente, enquanto as outras declarações relativas a complicações eram febre alta, convulsões, incapacidade de comer e beber e morte.

A maioria dos inquiridos, 54%, afirmou que os pais preferem levar os filhos à THQ em caso de complicações do sarampo, seguidos da FLCF e das casas de saúde. Neste estudo, a fonte mais importante de conhecimentos da comunidade sobre o sarampo foi o LHW, seguido dos grupos de apoio, dos comités de saúde, da televisão, da experiência dos idosos, dos panfletos e cartazes e da rádio. Os vacinadores e os médicos foram fontes de conhecimento apenas para alguns inquiridos, 5,3% e 2,7%, respetivamente. Isto mostra que os trabalhadores da saúde são os principais transmissores de mensagens à comunidade e que os grupos de apoio estão a desempenhar um papel muito importante neste domínio.

O conhecimento sobre as ASVs era elevado entre todos os inquiridos e o conhecimento sobre as ASVs do sarampo era de 97,3%, seguido da poliomielite, 93,8%, e de vermes intestinais, hepatite e tétano. As razões apresentadas para a realização de ASVs foram múltiplas, por ordem decrescente de frequência: reduzir a carga da doença, cobrir os incumpridores, reduzir a gravidade da doença, aumentar a imunidade, parar as epidemias, cobrir os residentes distantes, erradicar a doença, cobrir toda a população infantil, prestar serviços porta a porta, aumentar os conhecimentos dos profissionais de saúde e cobrir os refugiados. O conhecimento sobre o grupo etário das crianças incluídas nas ASI neste estudo era reduzido. De acordo com a informação fornecida pela NIH EPI Cell, o grupo etário das crianças visadas nas ASVs contra o sarampo era dos 9 meses aos 13 anos, mas apenas 28,3% dos inquiridos sabiam a idade correta.

83,2% de todos os inquiridos afirmaram ter participado em avaliações de segurança contra o sarampo, o que é comparável à 4ª avaliação do OPM, segundo a qual 87% dos trabalhadores marítimos do Punjab participaram em avaliações de segurança contra o sarampo. 82,3% dos inquiridos afirmaram ter recebido formação antes das avaliações de segurança contra o sarampo, ao passo que a avaliação do OPM indica que 96% dos trabalhadores manuais receberam formação em serviço no Punjab. 81,4% dos inquiridos afirmaram que a formação melhorou os seus conhecimentos sobre o sarampo. Os inquiridos afirmaram que a formação melhorou os seus conhecimentos ao conhecerem o sarampo em pormenor, seguindo-se respostas como recordar os conhecimentos anteriores e saber que o sarampo ainda prevalece no Paquistão. A estratégia de eliminação do sarampo subjacente às ASV foi transmitida à comunidade por 86% dos inquiridos e os principais meios de transmissão da estratégia foram a afixação de faixas e a distribuição de panfletos. O papel desempenhado pelos grupos de apoio e pelos comités de saúde foi pouco significativo, o mesmo acontecendo com os anúncios nas mesquitas e nas escolas. A maioria dos inquiridos, 96,5%, afirmou que o calendário do sarampo foi alterado após as ASVs do sarampo.

Os conhecimentos sobre as doses de sarampo eram elevados. 94,7% dos inquiridos sabiam que o calendário atual do sarampo tem duas doses, enquanto apenas 5,3% afirmaram que o calendário atual tem três doses, em comparação com a 4.ª avaliação da OPM, em que apenas 77% dos trabalhadores braçais do Punjab sabiam o número correto de doses. 43,4% dos inquiridos afirmaram que a dose de sarampo II foi acrescentada há dois anos, 31,9% consideraram que foi acrescentada há três anos e 24,8% afirmaram que a dose de sarampo II foi acrescentada há um ano. De acordo com as informações da EPI Cell NIH, a segunda dose de sarampo foi adicionada ao calendário da EPI em 2009, pelo que o conhecimento sobre o momento da introdução variava entre todos os trabalhadores braçais. A pergunta sobre as idades actuais para a vacina contra o sarampo I e o sarampo II foi respondida corretamente por quase todos os trabalhadores manuais, o que mostra que têm bons conhecimentos sobre as idades para o sarampo I e o sarampo II. 100% dos trabalhadores do sector da saúde responderam corretamente à idade atual para o sarampo I, enquanto 99,1% responderam corretamente à idade atual para o sarampo II, ao passo que a 4ª avaliação da OPM mostra que apenas 77% dos trabalhadores do sector da saúde do Punjab conheciam as idades corretas para cada dose.

Pouco depois da introdução do sarampo II no calendário do PAV, a idade para o sarampo I era de 12 meses e a idade para o sarampo II era de 18 meses, de acordo com a política nacional. A resposta correta para o sarampo I, que era de 12 meses, foi dada por 15% dos assistentes de saúde locais e a resposta correta para o sarampo II foi dada por 47,8% dos assistentes de saúde locais. Todos os profissionais de saúde também responderam que o sarampo I estava a ser administrado aos 9 meses, 10 meses e 15 meses e que o sarampo II estava a ser administrado aos 9 meses, 10 meses, 12 meses e 15 meses de idade, o que mostra que havia dificuldade em recordar os conhecimentos anteriores e também confusão devido à reprogramação após a introdução do sarampo II. Relativamente à idade para a dose de sarampo antes da introdução do reforço, que era de 9 meses, o conhecimento era bastante bom entre ll LHW's, que era de 89,4%, embora tenham sido dadas respostas diferentes para o sarampo I antes da dose de reforço, como 10 meses, 12 meses e 15 meses, mas as percentagens destas respostas eram baixas.

A formação antes da introdução da injeção contra o sarampo II foi recebida por 64,6% dos trabalhadores do sector da saúde. Se compararmos a percentagem de profissionais de saúde que receberam formação com os resultados do OPM, que mostram que 72% dos profissionais de saúde de Punjab receberam formação no local de trabalho no ano transato, a diferença não é acentuada. A maioria dos profissionais de saúde recebeu formação nas UBS, enquanto alguns receberam também formação nos RHC. Entre os trabalhadores do sector da saúde, a maioria recebeu formação dos vacinadores, seguida dos médicos e dos profissionais de saúde. Se compararmos a formação dos trabalhadores do sector da saúde no nosso estudo com a avaliação do OPM, verificamos que, no nosso estudo, 35,6% dos trabalhadores do sector da saúde receberam formação de médicos, ao passo que, na avaliação do OPM, 95% dos trabalhadores do sector da saúde no Punjab receberam formação de médicos. A maioria dos inquiridos afirmou que a duração da formação foi de apenas um dia. Mais de 60% de todos os inquiridos afirmaram que a formação foi benéfica e que informaram as mães e a comunidade sobre a introdução da dose de reforço e também sobre a alteração do objetivo da vacinação contra o sarampo. Mais de 85% de todos os inquiridos convocaram comités de saúde e reuniões de grupos de apoio após a introdução da dose de reforço. Se compararmos os trabalhadores do sector da saúde do nosso estudo com os resultados do OPM, verificamos que 89,4% dos trabalhadores do sector da saúde do nosso estudo convocaram reuniões dos comités de saúde das mulheres após a introdução da dose de reforço, ao passo que este valor foi de 91% para o Punjab na avaliação do OPM.

99,1% de todos os inquiridos afirmaram que promovem o atual calendário de vacinação contra o sarampo na sua comunidade e quase 94% afirmaram que o fazem através de visitas porta a porta. Isto quando comparado com um estudo realizado em Inglaterra[35] que mostrou que 61% dos técnicos de saúde e 46% dos médicos de clínica geral informaram as mães sobre a razão de ser das duas doses e informaram os pais sobre o calendário de vacinação atual. Outras respostas para a promoção do calendário, por ordem decrescente de frequência, foram a anotação no diário, reuniões do grupo de apoio, manutenção dos registos de vacinação, reuniões das comissões de saúde e anúncios nas mesquitas. Mais de 90% dos LHWs promovem o calendário de vacinação contra o sarampo através de visitas porta a porta e 45% dos LHWs fazem-no através de anotações nos diários.

Mais de 99% dos inquiridos afirmaram que a comunidade está a ser vacinada contra o sarampo e 52,2% referiram a ocorrência de sarampo apesar da vacinação e que foram visitados pelos pais dessas crianças. Isto mostra que o sarampo é recorrente nas zonas rurais, apesar da vacinação. A principal queixa dos pais durante as visitas foi "porque é que o sarampo é recorrente apesar da vacinação" 52,2%, seguida da observação de que "a vacinação contra o sarampo não é útil se o sarampo é recorrente" 47,8%. Estas queixas foram recebidas pela maioria dos LHW, o que demonstra que a comunidade está mais em contacto com estes quadros. Apenas 4,4% de todos os inquiridos afirmaram que havia crianças não vacinadas na sua área e muito poucos 2,7% afirmaram que os pais dessas crianças não vacinadas comunicaram a existência de sarampo.

A maioria dos inquiridos, 88,5%, afirmou que as mães fizeram perguntas frequentes após a introdução da dose de reforço contra o sarampo. As mães fizeram várias perguntas aos assistentes sociais sobre os motivos da introdução da dose de reforço contra o sarampo, a data exacta da dose de reforço, os benefícios da dose de reforço e as perguntas sobre a alteração frequente do calendário de vacinação contra o sarampo. As mães também ficaram zangadas com as diferentes declarações dadas pelo pessoal do hospital e pelos assistentes sociais. 67% de todos os inquiridos responderam a todas as questões colocadas pelas mães e deixaram-nas satisfeitas. É bastante claro que a comunidade, especialmente as mães, ficou confusa após a introdução da dose de reforço e ainda mais confusa após o reagendamento frequente. Apenas 58% de todos os inquiridos consideraram necessário o reagendamento frequente. No entanto, enfrentaram problemas após o reagendamento, incluindo confusão na comunidade, aumento do número de visitas das mães, dificuldades em convencer as pessoas uma e outra vez após cada mudança de horário, enfrentando a raiva das mães devido a diferentes declarações, informando a data exacta da dose de reforço, aumento da carga de trabalho, problemas devido à utilização de cartões de vacinação antigos e recusa do novo horário pelas pessoas. Isto mostra claramente que os assistentes sociais enfrentaram muitos problemas sempre que o calendário de vacinação contra o sarampo foi alterado. No total, 46% dos inquiridos discutiram os problemas que enfrentaram com os seus superiores hierárquicos e apenas 30% afirmaram que os superiores hierárquicos resolveram os seus problemas. As respostas máximas dadas pelos inquiridos sobre a forma como os superiores hierárquicos resolviam os seus problemas, por ordem decrescente de frequência, foram o aconselhamento das pessoas por médicos, seguido de médicos que orientavam os inquiridos, a emissão de novos cartões de vacinação, o aconselhamento dos vacinadores e o aconselhamento dos LHS. Isto mostra que a maioria dos problemas foi resolvida pelos médicos, uma vez que são eles os responsáveis pela FLCF e as pessoas confiam mais neles. O maior obstáculo à vacinação contra o sarampo II foi o reagendamento frequente (74%), seguido de outros obstáculos, como a falta de vigilância e os idosos, que foram citados por apenas 13,2% e 14,1% dos inquiridos, respetivamente. Apenas 25% afirmaram que não existem obstáculos à vacinação contra o sarampo.

5.2 LIMITAÇÕES DO ESTUDO

- O estudo foi efectuado apenas num Tehsil do distrito de Rawalpindi, que tem o seu próprio contexto sócio-demográfico e cultural, pelo que a generalização a todo o país pode não ser possível.
- A informação prévia dos inquiridos após a autorização do Diretor Executivo Distrital de Saúde e a sua comunicação às unidades de saúde introduziu alguns preconceitos.
- O estudo centrou-se apenas nas perspectivas dos LHW e não incluiu as perspectivas dos utilizadores finais, ou seja, da comunidade, o que constitui uma limitação do estudo.
- O estudo foi efectuado durante a fase de recolha de dados da poliomielite, o que pode ter tido impacto no estudo.
- Certos aspectos e questões poderiam ter sido abordados de forma mais exaustiva através de uma abordagem qualitativa, como entrevistas aprofundadas e discussões em grupos de reflexão.
- O questionário deveria ter utilizado a ESCALA DE LIKERT, o que constitui uma limitação do estudo.
- Na revisão da literatura, não foi possível encontrar nenhum estudo relevante, o que constitui uma limitação para a discussão.

CAPÍTULO 6

6.1 CONCLUSÃO

O estudo foi um estudo descritivo transversal realizado na zona rural de Rawalpindi. Os objectivos do estudo eram avaliar a percentagem de cobertura da imunização, especialmente das vacinas MCV1 e MCV2, na zona rural de Rawalpindi e avaliar os conhecimentos, as práticas e os problemas enfrentados pelos profissionais de saúde à luz da introdução da dose de reforço da vacinação contra o sarampo (MCV2). Foram incluídos no estudo 113 inquiridos. O estudo conseguiu atingir os objectivos referidos e identificar uma série de problemas enfrentados pelas trabalhadoras do sector da saúde após a introdução da MCV2 no programa do PEI.

Com base nos resultados do estudo, pode concluir-se que a percentagem de cobertura da MCV1 e da MCV2 foi de 81% e 52%, respetivamente, em todas as unidades de saúde incluídas no estudo. Estas percentagens são inferiores às percentagens definidas na estratégia da OMS para a eliminação do sarampo na região EMRO. A comunidade estava a participar nas actividades de vacinação e o papel dos trabalhadores de saúde nas actividades de vacinação era satisfatório. Todos os inquiridos estavam a desempenhar o seu papel nas actividades de vacinação de acordo com as suas funções d escrições. Os Comités de Saúde e os Grupos de Apoio estavam a desempenhar um papel vital nas actividades de vacinação. Os conhecimentos dos trabalhadores dos serviços de saúde sobre doenças evitáveis por vacinação eram elevados, com exceção da vacinação contra a hepatite B e o Hib. Os conhecimentos sobre os grupos etários para a MCV1 e MCV2 na introdução da dose de reforço variavam entre todos os trabalhadores dos serviços de saúde e havia muita confusão entre eles. Os conhecimentos sobre as ASVs variaram entre todos os profissionais de saúde, tendo sido observadas deficiências, em especial, no que se refere ao grupo etário para as ASVs e às razões para a realização dessas actividades. A recorrência do sarampo foi observada na maioria das áreas de influência dos assistentes sociais.

Foram identificados problemas após a introdução do MCV2 no calendário do PAV e o seu subsequente reescalonamento, tanto nos trabalhadores manuais como na comunidade. A comunidade estava confusa porque os grupos etários para a MCV1 e a MCV2 eram revistos sempre que o calendário era alterado. As mães visitavam cada vez mais os trabalhadores ambulantes e faziam muitas perguntas, especialmente sobre a idade para a vacinação com o MCV2 e os seus benefícios. As mães também se mostravam zangadas devido às declarações contraditórias dos assistentes sociais e do pessoal hospitalar. As trabalhadoras de saúde sofreram muito com o reagendamento e os seus problemas iam desde a confusão da comunidade, o aumento da frequência das visitas das mães, o aumento da carga de trabalho, a raiva das mães, as dificuldades em convencer a comunidade uma e outra vez, até à rejeição dos novos horários pela comunidade. O maior obstáculo identificado contra a vacinação com o MCV2 foi o reagendamento frequente.

5.3 RECOMENDAÇÕES

- O estudo abrange apenas um aspeto, ou seja, o dos assistentes sociais, pelo que o ponto de vista dos utilizadores finais, ou seja, a comunidade, deve ser explorado para compreender melhor o seu ponto de vista.

- A baixa percentagem de cobertura do MCV1 e do MCV2 deve ser gerida através de uma comunicação estratégica, de actividades de reforço das capacidades e da facilitação dos trabalhadores comunitários, como os LHW e o pessoal de campo, através de estratégias destinadas a reforçar a participação da comunidade e a facilitação dos trabalhadores da saúde.

- O objetivo do estudo era analisar a vacinação contra o sarampo, no entanto, o baixo conhecimento dos LHWs baseados na comunidade relativamente à vacinação contra a hepatite B e Hib necessita de mais investigação.

- Os inquiridos conheciam os sintomas do sarampo, mas não estavam totalmente conscientes das complicações do sarampo, pelo que se recomenda uma formação de reciclagem para os assistentes sociais sobre as complicações do sarampo.

- O papel dos comités de saúde e dos grupos de apoio na vacinação foi considerado esmagador e deve ser reforçado através de uma supervisão adequada das reuniões mensais e da adoção de medidas adequadas para resolver os problemas identificados nessas reuniões.

- Os LHW são os principais informadores e transmissores de mensagens à comunidade, pelo que devem ser-lhes dados mais incentivos para os motivar e para melhorar o estado geral de imunização da comunidade.

- Havia muita confusão entre os assistentes de saúde no que se refere ao calendário do sarampo, pois este mudava com tanta frequência que era difícil lembrar as idades exactas da MCV1 e da MCV2. Esta confusão deve ser resolvida mantendo-se um único calendário e evitando a reprogramação frequente.

- A maioria dos inquiridos recebeu formação antes da introdução da dose de reforço, mas foi apenas durante um dia. Recomenda-se vivamente a realização de uma formação de atualização para os trabalhadores marítimos sobre a dose de reforço contra o sarampo para aumentar a sua compreensão e ajudá-los a alcançar o ODM4.

- A confusão entre as mães após a introdução da dose de reforço contra o sarampo deve ser tratada através da sensibilização dos meios de comunicação social, da educação para a saúde e de actividades promocionais.

.

- A confusão e os problemas enfrentados pelos trabalhadores manuais devem ser levados a sério e devem ser tomadas medidas adequadas para os resolver.

- O maior obstáculo à vacinação contra o sarampo, especialmente a MCV2, foi a frequente reprogramação, pelo que deve ser evitada, e outros obstáculos, como os idosos e os muçulmanos, devem ser tidos em conta, fornecendo canais de comunicação interpessoais à comunidade e envolvendo os líderes comunitários locais.

BIBLIOGRAFIA

[1]Skold. P . From inoculation to vaccination : Smallpox in Sweden in the eighteenth and nineteenth centuries population studies, 1996; 50:247-262.

[2] Plotkin SA & Mortimer. EA (Eds) . Vaccines. Filadélfia WB Saunders, 1994

[3] Organização Mundial de Saúde. Programas e projectos, [Online]. 2008. [citado em 23 maio 2010]; Disponível em http://www.who.int/mediacentre/factsheets/smallpox/en/.

[4] Célula do IPE do Instituto Nacional de Saúde. Cobertura vacinal reportada das crianças (0-11 meses de idade) de janeiro a dezembro de 2009.

[5] Organização Mundial de Saúde. The global burden of disease 2004, [Online]. 2004. [citado em 23 de março de 2010]; Disponível em http://www.who.int/healthinfo/global_burden_disease/2004_report_update/en/index.html.

[6] Subnutrição e complicações relacionadas com o sarampo num surto de sarampo. Jornal Indiano de Saúde Pública, 2008; 52(4):221-3.

[7] Clements CL, Hussey GD. Measles. In: Murray CJL, Lopez AD, Mathers CD, eds. Global Epidemiology of Infectious Diseases (Epidemiologia Global das Doenças Infecciosas). Genebra: Organização Mundial da Saúde; 2004.

[8] UNICEF: Progresso para as crianças , Um boletim informativo sobre imunização. Número 3, setembro de 2005.

[9] Organização Mundial de Saúde. Making every mother and child count, The World Health Report 2005: OMS, Genebra, 2005, [Em linha]. 2004. [citado em 12 de junho de 2010]; Disponível em http://www.who.int/vaccines/GIVS/english/Global_imm._data_EN.pdf.

[10] Orenstein WA, Douglas RG, Rodewald LE. Immunizations in the United States: success, structure, and stress (Imunizações nos Estados Unidos: sucesso, estrutura e stress). Health Aff (Millwood), 2005; 24: 599-610.

[11] De Quadros CA, Andrus JK, Danovaro-Holliday MC, Castillo-Solorzano C. Viabilidade da erradicação global do sarampo após a interrupção da transmissão nas Américas. Expert Rev Vaccines, 2008; 7: 355-362.

[12] Moss WJ, Griffin DE. Eliminação global do sarampo. Nat Rev Microbiol 2006; 4: 900-8.

[13] Stein CE, Birmingham M, Kurian M, Duclos P, Strebel P. The global burden of measles in the year 2000- a model that uses country-specific indicators. Journal of Infect Diseases, 2003; 187: S8-S14.

[14] Wolfson L, Strebel P, Gacic-Dobo M, Hoekstra EJ, McFarland JW, Hersh BS. O objetivo de redução da mortalidade por sarampo de 2005 foi alcançado? Um estudo de modelação da história natural. Lancet, 2007; 369: 191-200.

[15] Organização Mundial de Saúde. Reunião do Grupo Consultivo Estratégico de Peritos em Imunização, novembro de 2008 - conclusões e recomendações. Weekly Epidemiol Rec 2009; 84: 1-16.

[16] Organização Mundial de Saúde. Fundo das Nações Unidas para a Infância . Plano estratégico de redução da mortalidade e eliminação regional do sarampo 2001-2005. Genebra, Suíça: Organização Mundial da Saúde; 2001, [Online]. 2005. [citado em 15 de junho de 2010]; Disponível em http://www.who.int/vaccinesdocuments/docspdf01/www573.pdf.Accessed23march201 0

[17] Organização Mundial de Saúde. Projeto de plano cinco, eliminação do sarampo e prevenção da SRC, 2006-2010, EMRO, 21/11/2006

[18] Organização Mundial de Saúde. Comunicado de imprensa conjunto da Cruz Vermelha Americana/CDC/Fundação das Nações Unidas/UNICEF/OMS, [Online]. 2009. [citado em 21 de junho de 2010]; Disponível em http://www.who.int/mediacentre/news/releases/2009/measlesmdg 20091203/en/ind ex.html

[19] Organização Mundial de Saúde. Fundo das Nações Unidas para a Infância. Revisão da OMS/UNICEF da cobertura nacional de imunização, 1980-2007, [Online]. 2008. [citado em 23 de março de 2010]; Disponível em http://www.who.int/immunizationmonitoring/routine/immunization coverage/en/index4.html

[20] Organização Mundial da Saúde. Estratégia regional para a eliminação do sarampo EMRO, [Online]. 2008. [citado em 23 de março de 2010]; Disponível em http://www.emro.who.int/vpi/measles/regionalstrategy.htm

[21] Organização Mundial de Saúde. Gabinete Regional para o Mediterrâneo Oriental . Informações sobre a cobertura do sarampo, [Online]. 2009. [citado em 25 de março de 2010]; Disponível em http://www.emro.who.int/vpi/measles/coverage.htm

[22] Organização Mundial de Saúde. Escritório regional para a Europa. Eliminar o sarampo e a rubéola e prevenir a rubéola congénita, [Online]. 2009. [citado em 25 de março de 2010]; Disponível em http://www.euro.who.int/en/what-we-do/health-topics/diseases-and- conditions/measles-and- rubella

[23] Organização Mundial de Saúde. Escritório regional para o Pacífico Ocidental. Casos e cobertura, [Online]. 2009. [citado em 27 de março de 2010]; Disponível em http://www.wpro.who.int/health topics/measles/data.htm

[24] Organização Mundial de Saúde. Escritório regional para o Sudeste Asiático. Relatório da consulta regional sobre sarampo, [Online]. 2009. [citado em 26 de março de 2010]; Disponível em www.searo.who.int/LinkFiles/MeaslesandMNT ReportRegional Consultationon M easlesAugust 2009.pdf

[25] Organização Mundial de Saúde. Vacinas contra o sarampo: Documento de posição da OMS. Wkly Epidemiol Rec, 2009; 84: 349-360.

[26] Organização Mundial de Saúde. Imunizações de rotina recomendadas para crianças, resumo dos documentos de posição, [Online]. 2010. [citado em 24 de março de 2010]; Disponível em http://www.who.int/immunization/documents/positionpapers/

[27] Loevinsohn B, Hong R, Gauri V. Will more inputs improve the delivery of health services? Análise da cobertura de vacinação distrital no Paquistão. Int J Health Planning Manager, 2006; 21:45-54.

[28] The News, [Online]. 2010. [citado em 25 de março de 2010]; Disponível em http://www.thenews.com.pk/daily_detail.asp?id=227240

[29] Organização Mundial de Saúde, EMRO Measles and Rubella monthly bulletin, março de 2010 [citado em 24 de março de 2010]; Disponível em http://www.emro.who.int/vpi/measles/Bulletin.htm

[30] Petrovic V, Seguljev Z, Gajin B. Manutenção da cadeia de frio das vacinas. Med Pregl, 2005; 58: 333-41.

[31] Adhikari P, Dhungel S, Shrestha Rl. Estudo de conhecimentos, atitudes e práticas (CAP) sobre factos para a vida. Nepal Med Coll J, 2006; 8: 93-6.

[32] Anjum Q, Omair A, Inam SN. Improving vaccination status of children under five through health education (Melhorar o estado de vacinação das crianças com menos de cinco anos através da educação para a saúde). J Pak Med Assoc, 2004; 54: 610-3.

[33] Uma segunda dose da vacina MMR para crianças no Reino Unido. Commun Dis Rep CDR Wkly. Medline, 1996; 6: 259.

[34] Centros de Controlo e Prevenção de Doenças. Avanços no controlo e eliminação globais do sarampo: resumo da reunião internacional de 1997. MMWR Morb Mortal Wkly Rep 1998; 47(RR-11): 2-11.

[35] Petrovic M, Roberts R, Ramsay M. Second dose of measles, mumps and rubella vaccine. Questionário para profissionais de saúde. BMJ, 2001;7287: 322-82

[36] Nisar N, Mirza M, Qadri MH. Conhecimentos, atitudes e práticas das mães relativamente à vacinação de crianças com um ano de idade em Mawatch Goth, Kemari Town, Karachi. Pak J Med Sci, 2010; 26(1):183-18 6.

[37] Qidwai W, Ali SS, Ayub S, Ayub S, Conhecimentos, atitudes e práticas em matéria de imunização entre os pacientes de clínica geral. JDUHS, 2007; Vol. 1 (1): 15-19.

[38] Anastasi D, Giuseppe GD etal. Conhecimentos, atitudes e práticas em matéria de imunização de bebés em Itália. BMC Saúde Pública, 2009; 9; 463

ANEXO 1

Carta de autorização do EDO:

No. G-78/ ________ /E&A, dated Rawalpindi the 19 / 4 / 2010.

From,

The Executive District Officer (Health)
Rawalpindi.

To,

1. The District Coordinator,
   National Programme for FP & PHC,
   Rawalpindi.
2. The Deputy District Officer (Health)
   Gujar Khan.

Subject:- ASSISTANCE TO HSA STUDENTS.

The Executive Director, Health Services Academy, Islamabad has directed the following Doctors to visit and collect the current, appropriate and relevant data to their research topic :-

1. Dr. Abdul Wali Khan, " Perceived Individual and Community Level Barriers in the Provision of Family Planning Services by Lady Health Workers in Tehsil Gujar Khan "
2. Dr. Muhammad Ali Raja, " Knowledge Attitude and Practices of Health Care Providers of Tehsil Gujar Khan regarding Measles II Policy Change "
3. Dr. Tahseen Shamshad, " Assessment of Distribution of Anti TB Drugs in Tehsil Gujar Khan "
4. Dr. Waseem Aslam, " An Assessment of Health Seeking preferences of the Patient after Being Referred by LHWs in Tehsil Gujar Khan "

You are advised to give your assistance, support and guidance in this regard.

Executive District Officer (Health)
Rawalpindi.

No. G-78/ 3588-95 /E&A.

Copy forwarded for information to :-

1. The Executive Director, Health Services Academy, Ministry of Health, Government of Pakistan, Opposite National Institute of Health, Chak Shahzad, Islamabad.
2. The District Officer (Health) Rawalpindi.
3. Concerned Doctors.

ANEXO 2

Formulário de consentimento

Conhecimentos, atitudes, práticas (CAP) e problemas enfrentados pelos prestadores de cuidados de saúde devido à reprogramação da vacinação contra o sarampo em Tehsil Gujar Khan.

<u>اجازت نامہ</u>

اسلام علیکم:

میرا نام ڈاکٹر محمد علی راجہ ہے۔ میرا تعلق ہیلتھ سروسز اکیڈمی (HSA) سے ہے یہ ایک سرکاری ادارہ ہے جو کہ لوگوں کی صحت بہتر بنانے کے لئے کام کرتا ہے۔

ہم ایک سروے کر رہے ہیں جس میں ہم بچوں میں خسرے کے حفاظتی ٹیکوں کے بارے میں معلومات اکٹھا کریں گے آپ سے ایک سوالنامہ پوچھا جائے گا جس کو حل کرنے میں آپ کے بیس (20) منٹ درکار ہوں گے۔ آپ سے سوالات صرف ایک ہی مرتبہ پوچھے جائیں گے دوبارہ آپ کو زحمت نہیں دی جائے گی۔ اگر آپ کو کوئی سوال سمجھ نہ آئے تو آپ پوچھ سکتے / سکتی ہیں اس سروے سے خسرے کے حفاظتی ٹیکوں کے پروگرام کو بہتر بنانے میں مدد ملے گی۔

یہ سوال نامہ میرے علاوہ کسی اور کو دیکھنے کی اجازت نہیں ہوگی۔ آپ کو یقین دلایا جاتا ہے کہ آپ کی تمام مہیا کردہ معلومات کو انتہائی صیغہ راز میں رکھا جائے گا اور صرف صحت سے متعلق تحقیق میں استعمال کیا جائے گا۔

اس سروے سے آپ کی صحت اور جان کو کوئی نقصان نہیں ہوگا۔ آپ کی شمولیت رضاکارانہ ہے اور شامل ہونا یا نہ ہونا آپ کی مرضی پر مبنی ہے اور آپ کسی بھی وقت اس سروے سے دستبردار ہو سکتے / سکتی ہیں۔

اگر آپ ہمارے اس سروے میں شامل ہونا چاہتے / چاہتی ہیں تو نیچے دیئے گئے خانے میں دستخط کر دیں۔

ہیلتھ ورکر کا نام: ______________________ لیڈی ہیلتھ ورکر کا کوڈ نمبر: ______________________

ہیلتھ ورکر کا عہدہ: ______________________ متعلقہ جگہ / مرکز صحت کا نام: ______________________

ہیلتھ ورکر کے دستخط: ______________________ انٹرویو کرنے والے کے دستخط: ______________________

تاریخ: ______________________

ANEXO 3

Questionnaire A
Topic:

Sr.No.			

Name of UC	______________	ID (LHW)	______________
Designation		Date	

Age in years				
Sex	1. Male		2. Female	
Marital status	1. Single		2. Married	
	3. Divorced			
Educational level	1. Primary		2. Secondary	
	3. Intermediate		4. Graduate	
	5. Post graduate		6. Others	
Years since working in UC				

Target for vaccination and actual number of vaccinated children in 2009	BCG	OPV PENTA	MEASLES	
			M I	M II
Target				
Actual Number Vaccinated				

1

1.	Do you know against which diseases are children vaccinated? کیا آپ کو معلوم ہے کہ بچوں میں کن بیماریوں کے خلاف حفاظتی ٹیکے لگائے جاتے ہیں؟۔	1. Polio	2. TB
		3. Diphtheria	4. Whooping cough
		5. Measles	6. Hepatitis B
		7. Tetanus	8. Haemophyllus
		9. Others	
2.	Which vaccines are given by your vaccinator to children to prevent diseases? بچوں میں بیماریوں سے بچاؤ کے لئے آپ کا ویکسینیٹر کونسے حفاظتی ٹیکے لگاتا ہے۔	1. BCG	2. OPV
		3. PENTA	4. Measles
		5. Others	
3.	Do the parents in your catchment area bring their children for vaccination? کیا آپ کے مخصوص کردہ علاقے کے والدین اپنے بچوں کو حفاظتی ٹیکے لگوانے کے لئے لاتے ہیں؟۔	1. Yes	2. No
4.	Why the parents in your catchment area get their children vaccinated? آپ کے مخصوص کردہ علاقے کے والدین اپنے بچوں کو حفاظتی ٹیکے کیوں لگواتے ہیں۔		
5.	Where are the children in your catchment area vaccinated? آپ کے مخصوص کردہ علاقے کے بچوں کو حفاظتی ٹیکے کس جگہ پر لگائے جاتے ہیں۔	1. Health houses	2. Children house
		3. FLCFs	4. Others
6.	How does the community in your catchment area participate in vaccination activities? آپ کے مخصوص کردہ علاقے کے لوگ حفاظتی ٹیکوں کے عمل میں کیسے شامل ہوتے ہیں۔	1. Providing place	2. Making announcements
		3. Bringing children for vaccination	4. Others please specify

7.	Do you think that women health committees and village health committees play role in vaccination? کیا آپ کے خیال میں وومن ہیلتھ کمیٹی اور ویلج ہیلتھ کمیٹی کا حفاظتی ٹیکوں کے عمل میں کوئی کردار ہے؟۔	1. Yes	2. No
8	Which role these committees play in vaccination? یہ کمیٹیاں حفاظتی ٹیکوں کے عمل میں کیا کردار ادا کرتی ہیں۔		
9.	Do you think that women support group in your area play role in vaccination? کیا آپ کے خیال میں وومن سپورٹ گروپ کا حفاظتی ٹیکوں کے عمل میں کوئی کردار ہے؟۔	1. Yes	2. No
10.	Which role these support group play in vaccination? یہ سپورٹ گروپ حفاظتی ٹیکوں کے عمل میں کیا کردار ادا کرتے ہیں۔		
11.	Does the community in your catchment area think that vaccination is useful? کیا آپ کے مخصوص کردہ علاقے کی آبادی یہ سمجھتی ہے کہ حفاظتی ٹیکے فائدہ مند ہوتے ہیں؟۔	1. Yes	2. No
	Ask If Answer Is Yes		
12.	How does the community in your catchment area think that vaccination is useful? آپ کے مخصوص کردہ علاقے کی آبادی حفاظتی ٹیکوں کو کیسے فائدہ مند سمجھتی ہے۔		
13.	Which according to you are the target groups for vaccination? آپ کے خیال میں کونسی عمر میں حفاظتی ٹیکے لگائے جاتے ہیں۔	1. Children 3. Girls	2. Women CBA 4. Others
	Probe If Answer Is Only Children		
14.	Are you involved in vaccination of your community? کیا آپ اپنی آبادی کے حفاظتی ٹیکوں کے عمل میں شامل ہیں؟۔	1. Yes	2. No
15.	How are you involved in vaccination of your community?	1. Referring mothers	2. Maintaining records

	آپ اپنی آبادی کے حفاظتی ٹیکوں کے عمل میں کیسے شامل ہیں۔	3. Coordinating	4. TT injections
			6. Others
		5. Part of duty	
16.	Do you inform mothers regarding the benefits of vaccination? کیا آپ حفاظتی ٹیکوں کے فوائد ماؤں کو بتاتے ہیں؟۔	1. Yes	2. No
17.	How do you emphasize on the benefits of vaccination to your community? آپ اپنی آبادی کے لوگوں کو حفاظتی ٹیکوں کے فوائد کے بارے میں کیسے بتاتے ہیں۔		
18.	Which diseases are common in children of your community? آپ کی آبادی کے بچوں میں کون کون سی بیماریاں عام ہیں۔	1. Diarrhea	2. Respiratory infections
		3. Worms	4. TB
		5. Polio	6. Measles
		7. Others	
19.	Which of these diseases are covered in EPI? ان میں سے کون سی بیماریوں کے خلاف حفاظتی ٹیکے لگائے جاتے ہیں۔	1. Polio	2. TB
		3. Diphtheria	4. Whooping cough
		5. Measles	6. Hepatitis B
		7. Tetanus	8. Haemophyllus
	Probe if answer is not measles		
20.	Are you trained on vaccine preventable diseases? کیا آپ کو ان بیماریوں کے بارے میں تربیت دی گئی ہے جن کا بچاؤ حفاظتی ٹیکوں سے ممکن ہوا؟۔	1. Yes	2. No
21.	Is measles included in LHW's training syllabus? کیا خسرہ ایل ایچ ڈبلیو کی تربیت کے کورس میں شامل ہے؟۔	1. Yes	2. No

22.	Do you know how measles is spread? کیا آپ کو علم ہے کہ خسرہ کس طرح پھیلتا ہے؟۔	1. Yes	2. No
23.	Do you know about symptoms of measles? کیا آپ کو خسرے کی علامات کا علم ہے؟۔	1. Yes	2. No
24.	If yes please specify the symptoms you know اگر ہاں تو برائے مہربانی وہ علامات بتائیں جن کا آپ کو علم ہے۔	1. Fever	2. Cough
		3. Coryza	4. Conjuntivitis
		5. Rash	6. Pain in throat
		7. Red face	8. Others
25.	Do you know about complications of measles? کیا آپ کو خسرے کی پیچیدگیوں کے بارے میں علم ہے؟۔	1. 2. Yes	3. No
26.	If yes please specify the complications you know اگر ہاں تو برائے مہربانی وہ پیچیدگیاں بتائیں جن کا آپ کو علم ہے۔	1. Diarrhea	2. Ear infection
		3. Pneumonia	4. Croup
		5. Encephalitis	6. High grade fever
		7. Spread from child to child	8. Blisters
		9. Fits due to high grade fever	10. Others
27.	Where do the parents take their children if complications occur? والدین اپنے بچوں کو پیچیدگیوں کی صورت میں کہاں لے کر جاتے ہیں؟۔	1. Health houses	2. BHUs
		3. RHCs	4. THQ
		5. Others	
28.	Is the community in your catchment area aware of measles? کیا آپ کے مخصوص کردہ علاقے کے لوگوں کو خسرہ کے بارے میں آگاہی ہے؟۔	1. Yes	2. No
29.	If yes what was their likely source of information? اگر ہاں تو ان کی آگاہی کا ذریعہ کیا تھا۔	1. TV	2. Radio
		3. Newspapers	4. Friends
		5. Colleagues	6. Books
		7. Experience	8. LHWs

		9. Others	
30.	Do you know against which diseases SIA's were carried out in Pakistan? کیا آپ کومعلوم ہے کہ پاکستان میں کونسی بیماریوں کے خلاف حفاظتی ٹیکوں کی اضافی مہم چلائیں گئیں تھیں؟۔	1. Polio	2. Measles
		3. Do not know	4. Others
	Probe if answer is not measles		
31.	Do you know why these campaigns take place? کیا آپ کومعلوم ہے کہ یہ مہمیں کیوں چلائی جاتی ہیں؟۔		
32.	Were SIA's for measles carried in your catchment area? کیا آپ کے مخصوص کردہ علاقے میں خسرے کے حفاظتی ٹیکوں کی اضافی مہم چلائی گئی تھی؟۔	1. Yes	2. No
33.	Do you know what the age group of the targeted children in these campaigns was? کیا آپ کومعلوم ہے کہ اس مہم میں کونسی عمر کے بچوں کو شامل کیا تھا؟۔	1. <10 years	2. <13 years
		3. < 15 years	4. Others
34.	Did you participate in SIA's for measles in your catchment area? کیا آپ نے اپنی آبادی میں خسرے کے حفاظتی ٹیکوں کی اشافی مہم میں حصہ لیا تھا؟۔	1. Yes	2. No
35.	Were you given any training before SIA's of measles? کیا آپ کوخسرے کی اشافی مہم سے پہلے کوئی تربیت دی گئی تھی؟۔	1. Yes	2. No
36.	If yes did the training help improve your knowledge about measles? اگر ہاں تو کیا اس تربیت سے آپ کے علم میں خسرے کے بارے میں اضافہ ہوا۔	1. Yes	2. No
37.	How did the training help improve your knowledge about measles? اس تربیت نے آپ کے علم میں خسرے کے بارے میں کیسے اشافہ کیا۔	1. Recalling past knowledge	2. Understanding measles is prevalent in Pak
		3. Knowing about disease in detail	4. Others

38.	Did you convey the message to your community about measles elimination strategy? کیا آپ نے اپنی مخصوص کردہ آبادی میں خسرے کو ختم کرنے کی مہم کے بارے میں پیغام پہنچایا؟ -	1. Yes	2. No
39.	What message was conveyed by you to community? آپ نے اپنی آبادی کے لوگوں کو کیا پیغام پہنچایا -	1. Informing mothers about vaccination	2. Distributing posters
		3. By displaying banners	4. Informing mothers to bring children to HH
		5. Informing mothers to bring children to fixed sites	6. Informing mothers to stay home
		7. Others	
40.	Did the measles vaccination schedule change after SIA's for measles? کیا خسرے کے حفاظتی ٹیکوں کی اضافی مہم کے بعد خسرے کے حفاظتی ٹیکوں کے شیڈول میں کوئی تبدیلی آئی؟ -	1. Yes	2. No
41.	Do you know about current measles vaccination schedule? کیا آپ کو خسرے کے حفاظتی ٹیکوں کا موجودہ شیڈول معلوم ہے؟ -	1. Yes	2. No
42.	How many doses are in current measles vaccination schedule? خسرے کے حفاظتی ٹیکوں کے موجودہ شیڈول میں کتنے ٹیکے شامل ہیں -	1. One	2. Two
	Probe If Answer Is Not Two Doses		
43.	How many years back was measles II vaccine introduced in EPI schedule? کتنے سال پہلے خسرے کا دوسرا ٹیکہ ای پی آئی شیڈول میں شامل کیا گیا -	1. One year	2. Two years
		3. Three years	4. Others
44.	Have there been any changes in measles vaccination schedule after introduction of measles II vaccine? کیا خسرے کے دوسرے ٹیکے کی شمولیت کے بعد خسرے کے حفاظتی ٹیکوں کے شیڈول میں کوئی تبدیلی آئی ہے؟ -	1. Yes	2. No
45.	What is the current schedule for measles I vaccine? خسرے کے پہلے حفاظتی ٹیکے کا موجودہ شیڈول کیا ہے -	1. 9 months	2. 10 months
		3. 1 year	4. 15 months
		5. 18 months	6. Others
46.	What is the current schedule for measles II vaccine?	1. 9 months	2. 10 months

	خسرے کے دوسرے حفاظتی ٹیکے کا موجودہ شیڈول کیا ہے۔	3. 1 year	4. 15 months
		5. 18 months	6. Others
47.	What was the schedule for measles I vaccine last year when measles II vaccine was introduced? گزشتہ سال خسرے کے پہلے حفاظتی ٹیکے کا شیڈول کیا تھا جب دوسرا ٹیکہ متعارف کروایا گیا۔	1. 9 months	2. 10 months
		3. 1 year	4. 15 months
		5. 18 months	6. Others
48.	What was the schedule for measles II vaccine last year when measles II vaccine was introduced? گزشتہ سال خسرے کے دوسرے حفاظتی ٹیکے کا شیڈول کیا تھا جب دوسرا ٹیکہ متعارف کروایا گیا۔	1. 9 months	2. 10 months
		3. 1 year	4. 15 months
		5. 18 months	6. Others
49.	Was the schedule of measles vaccination different before introduction of measles II vaccine? کیا دوسرا ٹیکہ متعارف کروانے سے پہلے خسرے کے حفاظتی ٹیکوں کا شیڈول مختلف تھا؟۔	1. Yes	2. No
50.	If yes what was the schedule before the introduction of measles II vaccine? اگر ہاں تو دوسرا ٹیکہ متعارف کروانے سے پہلے شیڈول کیا تھا۔	1. 9 months	2. 10 months
		3. 1 year	4. 15 months
		5. 18 months	6. Others
51.	Does the community in your catchment area get measles vaccination? کیا آپ کے مخصوص کردہ علاقے کی آبادی خسرے کے خلاف حفاظتی ٹیکے لگواتی ہے؟۔	1. Yes	2. No
52.	Is measles in your catchment area recurring even after measles vaccination? کیا آپ کے مخصوص کردہ علاقے میں خسرہ حفاظتی ٹیکے لگنے کے باوجود دوبارہ ہو رہا ہے؟۔	1. Yes	2. No
	Ask If Answer Is Yes		
53.	Do the parents of such children who were vaccinated but got measles visit you? کیا ان بچوں کے والدین جن کو خسرہ کے حفاظتی ٹیکے لگنے کے باوجود خسرہ ہو رہا ہے آپ سے ملتے ہیں؟۔	1. Yes	2. No

54.	What do the parents of such children who were vaccinated but got measles say? ان بچوں کے والدین جن کو خسرہ کے حفاظتی ٹیکوں کے باوجود خسرہ نکل رہا ہے آپ سے کیا کہتے ہیں۔		
55.	Are there any children in your catchment area who are not Vaccinated against measles? کیا آپ کے مخصوص کردہ علاقے میں ایسے بچے بھی ہیں جن کو خسرے کے حفاظتی ٹیکے نہیں لگے؟۔	1. Yes	2. No
	Ask If Answer Is Yes		
56.	Do such children get measles? کیا ان بچوں کو خسرہ نکلتا ہے؟۔	1. Yes	2. No
57.	What do the parents of such children who were not vaccinated but got measles say? ان بچوں کے والدین جن کو خسرے کے حفاظتی ٹیکے نہیں لگے اور ان کو خسرہ نکل آیا آپ سے کیا کہتے ہیں۔		
58.	Were you given any special training after the introduction of measles II vaccination? کیا خسرے کے دوسرے حفاظتی ٹیکے کے متعارف ہونے کے بعد آپ کو کوئی تربیت دی گئی؟۔	1. Yes	2. No
59.	Where was the training given? یہ تربیت کہاں دی گئی۔	1. BHU 3. Health house	2. RHC 4. Others
60.	Who gave you the training? یہ تربیت کس نے دی۔	1. MO 3. Vaccinator	2. LHS 4. Others
61.	What was the duration of your training? اس تربیت کی معیاد کیا تھی۔		
62.	Was the training beneficial? کیا یہ تربیت فائدہ مند تھی؟۔	1. Yes	2. No
63.	What actions were taken by you after training? آپ نے اس تربیت کے بعد کیا کردار ادا کیا۔	1. Informed mothers 3. Changed targets	2. Informed community 4. Others

64.	Were the meetings for Women health committees called regarding change in measles vaccination schedule? کیا خسرہ سے کے حفاظتی ٹیکوں کے شیڈول کی تبدیلی کے بعد ویلج ہیلتھ کمیٹی کی میٹنگ بلائی گئی؟۔	1. Yes	2. No
65.	Were the meetings for Village health committees called regarding change in measles vaccination schedule? کیا خسرہ سے کے حفاظتی ٹیکوں کے شیڈول کی تبدیلی کے بعد ویلج ہیلتھ کمیٹی کی میٹنگ بلائی گئی؟۔	1. Yes	2. No
66.	Do you promote the current measles vaccination schedule to your community? کیا آپ خسرہ سے کے حفاظتی ٹیکوں کا موجودہ شیڈول اپنے مخصوص آبادی کے لوگوں کو بتاتی/بتاتے ہیں؟۔	1. Yes	2. No
67.	How do you promote the current measles vaccination schedule to your community? آپ خسرہ سے کے حفاظتی ٹیکوں کا موجودہ شیڈول کس طرح اپنے مخصوص آبادی کے لوگوں کو بتاتی/بتاتے ہیں۔	1. Going door to door 3. Noting on diary	2. Maintaining vaccination records 4. Others
68.	Do the mothers ask questions regarding measles II vaccination? کیا مائیں خسرہ سے کے دوسرے حفاظتی ٹیکے سے متعلق سوال پوچھتی ہیں؟۔	1. Yes	2. No
69.	What questions are asked by mothers? مائیں کیا سوال پوچھتی ہیں؟۔		
70.	Do you answer all the questions? کیا آپ تمام سوالوں کا جواب دیتی/دیتے ہیں؟۔	1. Yes	2. No
71.	If no please specify those un answered questions? اگر ہاں تو براہ مہربانی وہ سوالات بتائیں جن کا جواب آپ نہیں دے سکتی/سکتے۔		

72.	Do you think re scheduling of measles vaccination is necessary? کیا آپ کے خیال میں خسرے کے حفاظتی ٹیکوں کے شیڈول میں بار بار تبدیلی ضروری ہے؟۔	1. Yes	2. No
73.	Did re scheduling of measles vaccination affect your routine? کیا خسرے کے حفاظتی ٹیکوں کے شیڈول میں بار بار تبدیلی سے آپ کی روٹین میں کوئی فرق پڑا؟۔	1. Yes	2. No
74.	What are the problems faced by you after re scheduling of measles vaccination? خسرے کے حفاظتی ٹیکوں کے شیڈول میں بار بار تبدیلی سے پیش آنے والی مشکلات کا ذکر کریں۔		
75.	Did you discuss those problems with your seniors? کیا آپ نے اپنے افسران بالا سے اپنی مشکلات کا تذکرہ کیا؟۔	1. Yes	2. No
76	Did your seniors solve your problems? کیا افسران بالا نے آپ کی مشکلات کو حل کیا؟۔ **If answer is yes then ask**	1. Yes	2. No
77.	How your seniors solved your problems? آپ کے افسران بالا نے آپ کی مشکلات کو کیسے حل کیا؟۔		
78.	What do you think are the hurdles against measles II vaccination in your community? آپ کے خیال میں وہ کونسی رکاوٹیں ہیں جو آپ کی مخصوص کردہ آبادی میں خسرے کے دوسرے حفاظتی ٹیکوں کے عمل میں پیش آتی ہیں؟۔	1. No hurdles	2. People are aware of benefits of vaccination
79.	How the measles II vaccination can be promoted in your area? آپ کے خیال میں خسرے کے دوسرے حفاظتی ٹیکوں کے عمل کو آپ کے علاقے میں کیسے فروغ دیا جا سکتا ہے؟۔	1. TV	2. Posters
		3. Banners	4. By going door to door
		5. Educating mothers	6. Others

11

ANEXO 4

Nº Sr.	VARIÁVEIS DE RESULTADO	EXPERIÊNCIA				
		ATÉ 8 ANOS		8 ANOS E MAIS		Valor P
		#	%	#	%	
1.	Recorrência do sarampo apesar da vacinação	22	46.8	37	56.1	.332
2.	Visita dos pais de crianças com sarampo apesar da vacinação	22	46.8	37	56.1	.332
3.	Formação após a introdução do MII	26	55.3	47	71.2	.082
4.	A formação em MII foi benéfica	26	55.3	47	71.2	.082
5.	Perguntas feitas pelas mães sobre o MII	39	83	61	92.4	.121
6.	Resposta a todas as perguntas feitas pelas mães	28	59.6	48	72.7	.142
7.	O inquirido considera que é necessário um novo agendamento	27	57.4	39	59.1	.861
8.	Reprogramação de problemas: aumento da carga de trabalho	15	31.9	28	42.4	.257
9.	Problemas de reprogramação: Dificuldade em convencer as pessoas	29	61.7	49	74.2	.155
10.	Problemas de reprogramação: cartões de vacinação antigos	10	21.3	18	27.3	.467
11.	Seniores a resolver problemas	15	31.9	19	28.8	.721
12.	Obstáculos: Reagendamento da MII	34	72.3	50	75.8	.682
13.	Barreiras: Maulvis	4	8.5	11	16.7	.267*
14.	Promoção do MII por: Visitas de LHW	27	57.4	27	40.9	.083
15.	Promoção da MII através de: Educar as mães	20	42.6	39	59.1	.083
16.	Promoção do MII através de: Reuniões do SG	16	34	23	34.8	.929
17.	Promoção do MII por: Reuniões de HC	13	27.7	15	22.7	.549
18.	Sintoma do sarampo: Tosse	4	8.5	4	6.1	.717*
19.	Sintoma do sarampo: Coriza	5	10.6	6	9.1	.784
20.	Complicação do sarampo: Diarreia	1	2.1	5	7.6	.398*
21.	Os assistentes sociais como fonte comunitária de conhecimentos sobre o sarampo	42	89.4	62	93.9	.486*
22.	AIS contra o sarampo	45	95.7	65	98.5	.569*

23.	Razões para as IEA: Erradicar a doença	8	17	8	12.1	.461
24.	Faixa etária para as IEAs: 9 meses a 13 anos	16	34	16	24.2	.254
25.	O calendário atual do sarampo tem duas doses	42	89.4	65	98.5	.080*

Nº Sr.	VARIÁVEIS DE RESULTADO	EDUCAÇÃO				Valor P
		ABAIXO DA MATRIZ		MATRIC & ABOVE		
		#	%	#	%	
1.	Recorrência do sarampo apesar da vacinação	11	47.8	48	53.3	.637
2.	Visita dos pais de crianças com sarampo apesar da vacinação	11	47.8	48	53.3	.637
3.	Formação após a introdução do MII	18	78.3	55	61.1	.125
4.	A formação em MII foi benéfica	26	55.3	47	71.2	.082
5.	Perguntas feitas pelas mães sobre o MII	22	95.7	78	86.7	.462*
6.	Resposta a todas as perguntas feitas pelas mães	18	78.3	58	64.4	.208
7.	O inquirido considera que é necessário um novo agendamento	11	47.8	55	61.1	.249
8.	O reescalonamento afectou a rotina do LHW	18	78.3	63	70	.433
9.	Reagendamento de problemas: comunidade confusa	16	69.9	63	70	.968
10.	Reprogramação de problemas: aumento da carga de trabalho	10	43.5	33	36.7	.548
11.	Problemas de reprogramação: Dificuldade em convencer as pessoas	16	69.9	62	68.9	.950
12.	Problemas de reprogramação: cartões de vacinação antigos	7	30.4	21	23.3	.481
13.	Reagendamento de problemas: aumento do número de visitas das mães	17	73.9	57	63.3	.341
14.	Problemas de reagendamento: as pessoas perguntam a data exacta da MII	14	60.9	45	50	.352
15.	Seniores a resolver problemas	6	26.1	28	31.1	.639
16.	Obstáculos: Reagendamento da MII	20	87	64	71.1	.181*

17.	Barreiras: Maulvis	1	4.3	14	15.6	.299*
18.	Promoção do MII por: meios de comunicação social	8	34.8	27	30	.658
19.	Promoção da MII através de: Educar as mães	9	39.1	50	55.6	.159
20.	Sintoma do sarampo: Tosse	2	8.7	6	6.7	.664*
21.	Sintoma do sarampo: Coriza	4	17.4	7	7.8	.230*
22.	Complicação do sarampo: Diarreia	1	4.3	5	5.6	1.000*
23.	Os assistentes sociais como fonte comunitária de conhecimentos sobre o sarampo	21	91.3	83	92.2	1.000*
24.	Razões para as IEA: Para erradicar icate disease	5	21.7	11	12.2	.243
25.	Faixa etária para as IEAs: 9 meses a 13 anos	4	17.4	28	31.1	.299*
26.	Participou nas AIS	22	95.7	72	80	.115*
27.	Formação ministrada antes das AIS	21	91.3	72	80	.357*
28.	A formação melhorou os conhecimentos	21	91.3	71	78.9	.236*

	VARIÁVEIS DE RESULTADO	ESTADO CIVIL				
		ÚNICO		CASAMENTO ANTECIPADO		Valor P
Nº Sr.		#	%	#	%	
1.	Recorrência do sarampo apesar da vacinação	5	55.6	54	51.9	1.000*
2.	Visita dos pais de crianças com sarampo apesar da vacinação	5	55.6	54	51.9	1.000*
3.	Formação após a introdução do MII	4	44.4	69	66.3	.275*
4.	A formação em MII foi benéfica	4	44.4	69	66.3	.275*
5.	Perguntas feitas pelas mães sobre o MII	8	88.9	92	88.5	1.000*
6.	Resposta a todas as perguntas feitas pelas mães	6	66.7	70	67.3	1.000*
7.	O inquirido considera que é necessário um novo agendamento	4	44.4	62	59.6	.486*
8.	O reescalonamento afectou a rotina do LHW	7	77.8	74	71.2	1.000*
9.	Reagendamento de problemas: comunidade confusa	6	66.7	73	70.2	1.000*

10.	Reprogramação de problemas: aumento da carga de trabalho	3	33.3	40	38.5	1.000*
11.	Problemas de reprogramação: Dificuldade em convencer as pessoas	7	77.8	71	68.3	.718*
12.	Problema reenviado uling: cartões de vacinação antigos	3	33.3	25	24	.687*
13.	Reagendamento de problemas: aumento do número de visitas das mães	7	77.8	67	64.4	.716*
14.	Problemas de reagendamento: as pessoas perguntam a data exacta da MII	3	33.3	56	53.8	.30 7*
15.	Hurdl es : Re sc he du li ng o f MII	5	55.6	79	76	.231*
16.	Barreiras: Maulvis	1	11.1	14	13.5	1.000*
17.	Obstáculos: pessoas idosas	1	11.1	15	14.4	1.000*
18.	Promoção do MII por: Visitas de LHW	4	44.4	50	48.1	1.000*
19.	Promoção da MII através de: Educar as mães	5	55.6	54	51.9	1.000*
20.	Promoção do MII através de: Reuniões do SG	1	11.1	38	36.5	.160*
21.	Complicação do sarampo: Diarreia	1	11.1	5	4.8	.399*
22.	Complicação do sarampo: Pneumonia	1	11.1	2	1.9	.222*
23.	Faixa etária para as IEAs: 9 meses a 13 anos	4	44.4	28	26.91	.269*
26.	Participou nas AIS	6	66.7	88	84.6	.174*
27.	Formação ministrada antes das AIS	5	55.6	88	84.6	.051*
28.	A formação melhorou os conhecimentos	5	55.6	87	83.7	.060*

[TESTE EXACTO DE FISCHER]

ANEXO 5

Plano de trabalho

TASK	PERSON RESPONSIBLE	TIME FRAME(IN WEEKS)											
		1	2	3	4	5	6	7	8	9	10	11	12
Research design Questionnaire development Approval from ethical committee	Principal researcher												
Field testing of questionnaire	Principal researcher												
Data collection	Principal researcher												
Data analysis	Principal researcher												
Report writing and dissemination of report	Principal researcher												

ANEXO 6

Relatório sobre a cobertura da vacinação (janeiro - dezembro de 2009)

EPI-PAKISTAN

REPORTED VACCINATION COVERAGE OF CHILDREN (0-11 MONTHS OF AGE)

JANUARY - DECEMBER 2009

PROVINCE	TARGET POPULATION (Live Births)	TARGET POPULATION (Surviving	BCG		OPV-I		OPV-II		OPV-III		Pentavalent - I		Pentavalent - II		Pentavalent - III		MEASLES - I		MEASLES - II	
			VACC	%	VACC	%	VACC	%	VACC	%	VACC	%	VACC	%	VACC	%	VACC	%	VACC	%
PUNJAB	3,473,244	3,212,751	3,490,931	101	3,356,783	104	3,156,669	98	3,163,080	98	3,410,527	106	3,220,468	100	3,231,990	101	3,206,992	100	1,358,606	42
SINDH	1,475,568	1,364,900	1,273,675	86	1,201,282	88	1,080,864	79	1,013,547	74	1,201,282	88	1,080,864	79	1,013,547	74	964,120	71	341,734	25
NWFP	860,328	795,803	739,899	86	704,716	89	614,852	77	586,893	74	691,789	87	609,789	77	579,071	73	557,260	70	0	0
FATA	143,880	133,089	80,316	56	78,752	59	65,731	49	58,912	44	78,370	59	65,513	49	58,477	44	65,795	49	0	0
BALOCHISTAN	308,940	285,770	239,506	78	224,876	79	203,905	71	186,261	65	224,876	79	203,905	71	186,261	65	160,813	56	0	0
AJK	136,704	126,451	138,564	101	134,698	107	129,595	102	128,718	102	134,698	107	129,595	102	128,718	102	133,000	105	65,106	51
FANA	39,720	36,741	34,186	86	35,360	96	29,861	81	27,716	75	35,360	96	29,861	81	27,716	75	31,289	85	15,538	42
ICT	16,944	15,673	11,257	66	12,284	78	11,555	74	10,875	69	12,284	78	11,555	74	10,875	69	8,260	53	5,452	35
CDA	32,484	30,048	29,795	92	28,583	95	27,935	93	27,084	90	28,583	95	27,935	93	27,084	90	16,152	54	19,873	66
OTHERS	-	-	8,395	-	6,936	_	4,576	-	3,880	-	5,716	-	3,777	-	3,411	-	3,167	-	0	-
PAKISTAN	**6,487,812**	**6,001,226**	**6,046,524**	**93**	**5,784,270**	**96**	**5,325,543**	**89**	**5,206,966**	**87**	**5,823,485**	**97**	**5,383,262**	**90**	**5,267,150**	**88**	**5,146,848**	**86**	**1,806,309**	**30**

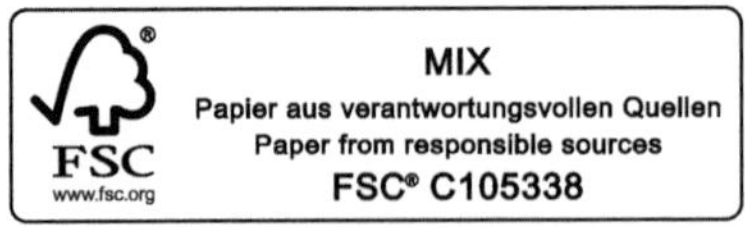

Printed by Books on Demand GmbH, Norderstedt / Germany